U0139967

GOBOOKS
& SITAK
GROUP©

6週彈性斷食燃脂計畫

哈佛醫學飲食專家教你改善代謝問題
讓身體優先燃燒脂肪，達成最佳狀態

The Met Flex Diet
Burn Better Fuel, Burn More Fat

Ian K. Smith, M.D.
醫學飲食專家　伊恩·K·史密斯醫學博士——著

李函容——譯

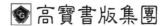
高寶書版集團

獻給我的母親蕾娜，妳總是樂於參與我的新計畫，
評估過程也坦承以對，就像天下所有的母親一樣。
對於妳的付出和支持，我永遠心懷感激。
更重要的是，謝謝妳教會我如何奮鬥。

目錄
CONTENTS

作者序

　　長久以來，我都在研究並撰寫營養、健康和健身相關的主題。我親身和好幾萬個個案一同改善飲食、體態和減重。在很多方面，我認為我已經見識過所有的可能，但相信一定還有新事物等著我去學習，還有數不清的機會讓我增廣見聞。這些還沒被探討的可能，激起我發掘的渴望，在旁人追求健康遇到挑戰並渴望答案的同時，我可以一同尋找答案。

　　我持續投入學習新的科學概念和原則，同時間我也努力瞭解那些渴望積極改變的人們所關切的事和回饋，好讓他們可以過上更健康又充足的生活。但是在這個過程中，有些事情一直讓我非常困惑，其中之一就是，多年來我從許多人口中聽到關於碳水化合物的各種說法：「我光盯著碳水化合物就會變胖」；「我跟碳水化合物不合」；「我一吃碳水化合物就會變胖」。也許你曾經說過其中的一句話，或者體驗過他們的經歷。好吧，你不孤單。但老實說，到**現在**我還是完全無法理解這些說法的基礎是什麼！

　　我決定寫這本書的幾個月前，我學到一個過去從沒聽過的詞——「代謝靈活（metabolic flexibility）」。在科學角度上，這個詞聽起來很酷，我迫不及待想探討它的意思。在我快速瞭解這個詞的定義和生理基礎後，我開始思考多年來常

常聽到但從未完全理解的碳水化合物。

代謝靈活是在探討「身體可以切換燃燒碳水化合物或燃燒脂肪」的能力。當我腦袋裡最後一顆電燈泡亮起，我瞬間恍然大悟。所有人（我相信有數百萬人）感受並描述的是一種代謝不靈活的狀態，這不一定是碳水化合物本身的問題，而是這些人的身體很難有效處理碳水化合物，這就是為什麼他們在吃碳水化合物的時候會有這種感覺。

如果你的汽車加錯機油，或者你沒有用正確的方式保養引擎，汽車性能會開始下降，久了之後開車時就會有明顯的感覺。在造成更多損害之前，如果問題還未修復，那麼引擎就得報廢，你必須付出龐大的代價。其實，數百萬人就像正在駕駛一輛引擎（他們的新陳代謝）轟轟作響的車（他們的身體），並觸發警示燈，這些人要不是沒有在意警示，要不就是刻意忽視警示。

《6 週彈性斷食燃脂計畫》是一個可以調整身體引擎的計畫，不僅幫助你減重，還可以讓你在最佳狀態下運作，抵禦疾病，並在必要時檢查並保養身體，就像駕駛數十萬英里的旅途之前，需要檢查車子一樣。透過這六週的計畫，你會成為自己的技師，掌握自己的命運，讓身體重新回到掌控之中——就是身體原先最原始的狀態。

醫學博士　伊恩・史密斯醫生

2023 年 4 月

什麼是代謝靈活？

要瞭解代謝靈活的概念，首先必須瞭解何謂代謝（metabolism）。我相信，閱讀這本書的每個人都聽過「代謝」這個詞，但有些人可能不完全瞭解它的含義以及對健康的全面影響，所以我們先對這個關鍵的生理概念有個基本瞭解——它不僅僅影響體重計上的數字，也大幅影響了我們的樣貌和感受。

新陳代謝

如果問起「新陳代謝」這個詞的意思，很多人會認為是「身體燃燒熱量的速度」，這個基本認知沒錯，但是代謝並不是身體吃掉熱量的神奇魔法，它也不像心臟、肺臟、肝臟是一種器官。代謝其實是身體內數十億的細胞集結起來，努

力在你生命的每一秒進行化學過程（工作），甚至在你睡覺時也在工作，這些過程讓你能夠生存，身體機能正常運作，讓你成為一個獨立個體。就像割草機需要燃料或電池運作，洗衣機需要電源才能啟動和轉動一樣，構成你身體的數十億細胞需要能量來完成它們所有驚人的工作，這些化學過程構成的代謝相當複雜。

細胞需要能量來完成它們的工作，而它們獲得能量的其中一種方式是把你吃的食物轉為能量。就像我們用英尺、英寸和公分來衡量身高，能量也有一種衡量的方式，稱之為卡路里。當你看到一盒優格的營養標示上寫它含有 150 卡時，代表這個優格有 150 單位的能量（卡路里），在你的消化系統分解食物後，身體可以使用這些能量。

人體代謝不斷運作，一整天運作的強度不一樣。睡覺的時候，代謝仍會運作，但強度不像你在走路、爬樓梯或洗澡時那麼高；甚至在你深層睡眠或休息時依然在運作，因為身體需要能量來維持生理機能——心臟要跳動，肺需要呼吸，血液在身體內循環。代謝還會提供身體微小功能運作的能量，像是腦部需要傳遞神經能量到身體各部位；代謝也為身體較大的功能提供能量，像是消化食物，維持體溫在正常範圍內，以及生命中每天、每秒發生的各種過程。

代謝可以分為兩大活動：分解代謝（catabolism）與合成代謝（anabolism）。分解代謝通常被定義為分解的過程，即較大的分子分解成較小的分子，過程中會產生一系列反應，

釋放出的能量可以提供身體細胞使用，執行它們的功能。身體中一個關鍵的分解代謝過程是消化，當你進食時，身體需要將食物分解成較小且簡單的營養物質，以供你日常活動所需的能量。

合成代謝是代謝的第二個同樣重要的活動，它恰好與分解代謝相反。合成過程是將食物裡較小的單位結合在一起，例如氨基酸，而形成蛋白質這種較大的結構。換句話說，你的身體透過分解代謝釋放出的能量會用來建構相對較大且複雜的分子結構。

通常，大多數人聽過並關心的一個詞是「代謝率」，這是指身體在一定時間內燃燒能源的速率。當有人說自己「代謝很快」時，通常指的是代謝率，正如你瞭解的，這只是整個代謝過程的一部分。代謝率決定身體能夠多快使用或「燃燒」來自食物的熱量。如果你的代謝率較慢，就不會像代謝率較快的人一樣，可以快速消耗一塊蛋糕的熱量，你的體重會比較容易增加；如果你擁有無法運用的能量，身體就必須處理它，也就是把它儲存成脂肪。

代謝一直是關鍵所在，我們試圖瞭解增重速度跟人體的關係，以及瞭解體重、肌肉結構、身高和其他特徵相似的兩個人，每天攝取相同熱量，從事相同程度的體力活動時，為什麼其中一個增重得比另一個更快？

我們一直把代謝或代謝率的差異視為體重增加（或在某些情況下體重減少）的核心原因。傳統觀點一直認為，隨著

年齡增長，代謝率會變慢——特別在 30 歲左右，代謝率開始急劇下降，接著每年都會繼續緩緩下降。這種代謝率持續下降的現象被認為是許多人年齡增長而體重增加的主要因素。

　　普遍也認為，女性接近更年期時，代謝率會急劇減慢。其實在 2021 年 8 月發表在《科學》（*Science*）上的一篇重要論文〈人類生命旅途中的每日能量消耗〉（*Daily Energy Expenditure through the Human Life Course*）完全推翻這個觀點。在該論文報告的眾多發現中，其中一個最重要的是代謝率有四個不同的生命階段，而每個人在這些階段都有差異。

　　代謝四階段包括：

1. 嬰兒時期至 1 歲：燃燒熱量達到高峰，並加速到比成年人消耗速度快了 50%。
2. 1 歲至 20 歲：代謝會在每年逐步下降 3%。
3. 20 歲至 60 歲：代謝相對穩定。
4. 60 歲以後：代謝每年下降 0.7%。

　　儘管多年來，有許多人提倡和相信代謝差異，但研究人員發現，其實在我們控制體型和肌肉量時，男女之間的代謝並無差異。專家表示，這些研究結果適用於一般人，當然也有視為例外的個別情況。有些人的代謝率約比同齡人的平均低 25%，也有人的代謝率可能高於平均 25%。

　　無論如何，對於大多數人來說，代謝率通常會在一定範圍內，徹底推翻了僅靠代謝率就解釋人類用不同速度增重和

減重的觀念。即使有這些新的證據說明大多數人的代謝率差異不大，但也有重要的證據表示我們可以改變代謝率。這種速率的變化可能並非永久，但是有方法可以讓身體以更高的速率改變我們燃燒或使用食物熱量和儲存脂肪的方式。

想像一下，你在高速公路上開車，把車輛設為定速。根據道路各種狀況，車輛要進行必要的操作來維持定速。當上坡時，車輛要更費力才能維持速度，相反地，當下坡時，車輛會減少耗能，利用地心引力來維持速度。當你踩下油門，車輛會開得比設定的速度更快；只要你繼續踩油門，車輛就會維持在較快的速度，但是當你停止踩油門時，車輛會逐漸減速，然後重新啟動定速。人類的代謝作用方式也一樣。

就像車輛的定速運行一樣，大多數人的代謝率是由基因決定的，但是我們可以做一些事來暫時提高代謝率——就像踩下油門讓汽車加速。好消息是，雖然我們無法改變基因決定的代謝率，但是可以控制其中一些提升代謝的變因。

可以幫助我們提升代謝率的方式有：

- 多攝取蛋白質
- 進行高強度間歇訓練
- 鍛鍊更多精瘦肌肉
- 多攝取水分
- 偶爾補充點心
- 多攝取維他命 B12

　　雖然我們尚未完全瞭解代謝，但它對我們增重和減重的方式以及對我們健康的影響 —— 在我們需要預防和識別各種情況的時候 —— 是至關重要的一環。美國國家轉化科學促進中心（The National Center for Advancing Translational Sciences, NCATS）目前證實有超過 500 種代謝性疾病，即便其中許多是比較罕見的。

　　代謝健康只是我們整體健康的一部分。目前代謝健康的主要定義為「在不使用藥物的情況下，擁有標準的血糖、三酸甘油酯、高密度脂蛋白膽固醇、血壓和腰圍」。為什麼這些特定因素很重要？研究人員證實，這些因素和我們罹患糖尿病、心臟病和中風的機率有直接關聯。

　　北卡羅來納大學教堂山分校的研究人員於 2019 年發表一項代謝健康的重要研究。研究指出，美國僅有 12%（八分之一）的成年人擁有理想的代謝健康[1]，這表示我們代謝健康的實際狀況有點殘酷，但挑戰之處往往伴隨著巨大的機會，而恢復身體代謝靈活的《6 週彈性斷食燃脂計畫》的宗旨就是在幫助我們創造並利用這個機會。

代謝靈活

　　這本書的主題為「代謝靈活」。簡單來說，代謝靈活是指身體細胞靈活切換燃料和動力來維持運作。碳水化合物和脂肪是身體主要兩大燃料來源，當身體可以有效燃燒兩種燃

料時，表示代謝相當彈性、靈活。這個概念另一個更好的比喻就是比較混合油電車和傳統汽油車。

　　混合油電車既有電池又有燃料箱，這種車可以使用電池供電運行，但是當電池快沒電時，它會切換用燃料箱中的汽油作為動力來源。混合油電車代表代謝靈活的狀態，因為它可以使用任何可用的動力來源，而傳統汽油車只能使用汽油作為能源。不幸的是，一旦油箱空了，除非加入更多燃料，不然車輛就無法運行。如果一輛車無法切換並使用其他燃料運作，就好比身體代謝不靈活。

　　我們的身體傾向以攝取的食物作為燃料，這些食物在消化道中分解成基本營養素，例如：碳水化合物（葡萄糖）、脂肪和蛋白質，即我們進食，經過消化，從中獲取能量，再執行日常生活功能。當我們消耗食物中所有能量，且一段時間內不再進食時，會發生什麼事？即使我們只是躺在床上，身體仍然需要能量來運作——心臟仍然在跳動，肺部仍然在擴張和收縮，把必要的氧氣帶入我們的身體。一旦食物的能量耗盡了，我們便需要找其他的燃料來源，身體就會轉向 B 計畫——燃燒脂肪。

　　我們都不希望令人害怕的脂肪儲存在我們的器官周圍或是皮膚下方（即內臟脂肪和皮下脂肪），不只是因為我們不喜歡自己的外觀變化，可能也對我們的健康有不良的影響。然而脂肪是儲存形式的能源，當身體不再有其他首選能源（食物）可用的時候，它會轉向脂肪，分解它（分解代謝）

並轉換為可用的能源——即沒有其他選擇時，脂肪成為我們的燃料來源，沒有它，我們會死亡。當身體可以消耗食物能量，並且在食物能量耗盡之後，可以使用脂肪作為燃料時，身體就具備了代謝靈活（如下頁圖1、圖2）。

　　目前尚未有測試人類代謝靈活的血液檢測，但是很多實證數據和身體症狀其實都顯示許多人缺乏代謝靈活。其中最大關切之一是代謝綜合症，其特徵為：高血壓、高血糖（血糖）、高三酸甘油脂（一種脂肪）、腰圍較大（蘋果型身材）和高密度脂蛋白（好的脂肪）膽固醇較低。如果你有其中三種或是更多，你會更容易罹患糖尿病、心臟病和中風等疾病。根據美國心臟協會的統計資料，患有代謝綜合症的美國成年人占總人口的23%，醫學專家對這項數據非常擔憂。

　　代謝不靈活的人不僅體重管理不易，在日常的其他方面也是如此。目前尚未有直接計算或評估代謝不靈活的測試，但有一些可留意的徵兆，讓你知道需要改善生活作息：

- 焦慮或沮喪
- 需要刺激物才能運作，例如咖啡
- 減重困難
- 進食後仍感覺飢餓
- 不進食時感覺疲倦、遲緩或易怒
- 血糖波動大
- 攝取富含碳水的食物後覺得疲倦，例如義大利麵

從食物獲取能量

　　這是我們進食後的身體運作方式。當身體沒有完全燃燒能量，還有一些剩餘的能量時，身體會把這些能量以肝糖的形式儲存在肝臟和肌肉中。

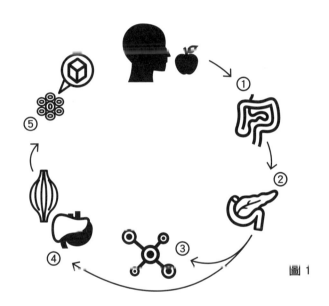

圖 1

1. 食物在消化系統中被分解成葡萄糖，作為能量。
2. 胰臟分泌胰島素進入血液，協助將葡萄糖運送到全身。
3. 胰島素幫助葡萄糖進入細胞，並作為能量。
4. 胰島素促進葡萄糖以肝醣的形式儲存於肝臟或肌肉。
5. 過多的葡萄糖被儲存成脂肪，以供在需要能量的時候使用。

斷食期間燃燒脂肪

　　在斷食狀態下，肝臟和肌肉中儲存的肝糖會被分解，將葡萄糖釋放到血液中。一旦這些儲存耗盡，身體會轉而使用脂肪。脂肪酸被肝臟吸收，用來形成酮體，而細胞使用這些酮體作為能源。

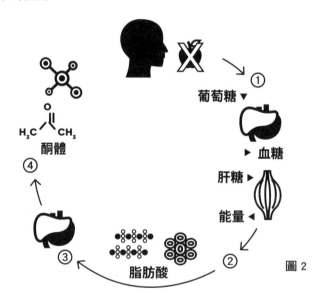

圖 2

1. 肝臟和骨骼肌肉受到刺激，分解儲存的肝糖並把葡萄糖釋放到血液中以供使用。

2. 脂肪細胞受到刺激，分解並釋放脂肪酸到血液中。

3. 被肝臟吸收的脂肪酸轉化為酮體（酮症），再釋放到血液中。

4. 酮體被全身細胞吸收作為新的能量來源，取代葡萄糖。

代謝靈活的好處

　　就像長跑選手可以精進自己的跑速，舉重選手增加舉起 50 磅啞鈴的次數，你也可以改善身體切換不同燃料的能力，提升身體燃燒這些能源的效率。一旦達到這個目標，就會有許多潛在的好處，其中的好處如下：

　　改善減重和體重管理

- 改善血糖波動
- 增加能量
- 提升睡眠品質
- 提升健康程度
- 減少飢餓感
- 減少罹患代謝疾病風險（例如代謝症候群）

　　在參與重整身體代謝的「6 週彈性斷食燃脂計畫」時，要記住這些好處，這樣一來，當你在某些時候感到沮喪，可以提醒自己最初參與計畫的原因。

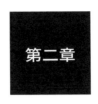

第二章

改善代謝靈活

　　既然你已經瞭解代謝靈活的概念，也瞭解代謝對體重和整體健康的重要影響，是時候來學習可以立刻運用的方法，開始改善代謝靈活了。至今有許多研究試圖證明可以增強代謝靈活的最佳策略，同時，研究人員已經證實，有幾個方式可以幫助我們改善代謝。

　　改善代謝靈活的方法有五：

- 運動
- 間歇性斷食
- 週期性生酮飲食
- 良好睡眠環境
- 飲食模式轉變

運動

運動對健康有益並不是什麼新鮮事。眾所皆知，保持身體活躍而不久坐，對體重控制、心血管系統、肌肉、關節以及身體的各個方面都有重大影響，定期活動身體或運動可以預防和管理多種疾病，例如高血壓、第二型糖尿病、心臟病和中風。運動，尤其是幾種運動類型，也可以大幅提升代謝靈活。

簡化起見，我們將運動分為三個類型：有氧運動（例如散步或跳繩的有氧運動）、阻力訓練（舉重和阻力帶）以及高強度間歇訓練（HIIT，高強度運動或是休息與低強度運動間歇交替進行），每種類型的運動對身體產生不同影響，特別影響我們如何消耗能量（燃燒卡路里）。在六週計畫裡，會要求你在不同時間進行這三種類型的運動，因為在改善代謝靈活時，並不是所有的運動都有一樣的效果。

有多項研究已經深入探討運動對代謝靈活的直接影響，包括發表在《生理學期刊》（*Journal of Physiology*）以及《美國生理學期刊：內分泌學和代謝學》（*American Journal of Physiology: Endocrinology and Metabolism*）的研究，其研究結果有重要的發現[2]。根據美國糖尿病協會的說法，運動可以提高身體對胰島素荷爾蒙的敏感性，所以在運動後的 24 小時或更長時間內可以降低血糖。其中一項研究是觀察肥胖和精瘦兩位個案，進行三天高脂飲食的情況比較[3]。精瘦

個案的肌肉脂肪燃燒速率增加，而肥胖個案並沒有類似的反應，代表他的代謝靈活已受損。但是在經過連續十天的有氧運動後，就觀察不到這些損害了。肥胖個案適應了改變，他可以像精瘦個案一樣增加脂肪燃燒的速率。

科學家和運動生理學家不厭其煩地回答這個非常重要卻很難回答的問題：哪一種運動對燃燒脂肪最有效？直觀來說，我們都認為我們越努力運動，出汗越多，疲勞感越強，燃燒的脂肪就越多，但是研究發現並非如此。脂肪燃燒的最佳現象不是在我們運動得非常激烈，累得半死的情況裡，而是發生在較低強度的運動中。

要瞭解運動改善代謝靈活的極大好處，首先需要瞭解運動可以明顯增加身體對能量的需求，而供應這種能量的兩個主要來源是碳水化合物和脂肪。有時候身體會同時使用兩種來源，且其中一種往往會使用得比另一種更多。

「交叉調控概念（crossover concept）」是由研究人員喬治‧奧斯汀‧布魯克斯（George Austin Brooks）和雅克‧梅西埃（Jacques Mercier）多年前定義運動和能量使用的重要概念。其基本前提為，在運動強度較低的情況下，脂肪是主要的能量來源。隨著運動強度增加，脂肪的使用量減少，碳水化合物的使用量增加。隨著運動強度繼續增加，會出現碳水化合物和脂肪被等量使用，為身體提供能量的情況。但是一旦運動超過這一點，碳水化合物的使用量將會增加，脂肪的使用量會減少，這種變化發生的點被稱為交叉點。

運動生理學家將運動分為燃脂區（fat-burning）和有氧區（cardio zones）。燃脂區通常指的是低強度有氧運動，讓你的心率保持在最大心率的 60% 到 69% 之間（最大心率＝220 －你的年齡）。當你的身體處於這個區域時，燃燒的卡路里有較高的比例是來自脂肪。有氧區指的是高強度有氧運動，讓心率保持在最大心率的 70% 到 85% 之間。在有氧區裡，碳水化合物是主要的燃料，但仍會燃燒大量的脂肪。

當我們思考哪一種程度的運動可以燃燒最多的總卡路里時，高強度運動毫無疑地間勝出，這也強調運動多樣性和持續的時間，在我們實行減重和代謝目標是非常重要的。你即將開始遵循「6 週彈性斷食燃脂計畫」，其中的運動也包含了這些多樣性。

重量訓練或阻力訓練是一種無氧運動，這代表它不需要氧氣，這類訓練幾乎是靠燃燒肌肉中儲存的碳水化合物來提供能量。和有氧運動不同，這類型的運動在短時間內以最大的力量進行，運用快速爆發的能量。訓練更多精瘦的肌肉會增加代謝率，因為肌肉組織比脂肪燃燒更多卡路里。這就是為什麼當你試圖減重時，千萬記得要訓練或維持一定程度的肌肉量。除了減重，增強肌肉的力量還有其他好處，包括保護關節、增加骨骼強度和密度，以及減少糖尿病和心臟疾病的風險。

高強度間歇訓練（HIIT）也是運動計畫的一部分，其來有因。高強度間歇訓練是透過高強度運動和休息或低強度運

動之間交替來執行，這種以間歇方式進行的訓練不僅在你的訓練課程中燃燒更多熱量，透過運動後過量氧耗（EPOC）這個概念，即使在你停止運動後的一整天，身體仍會持續燃燒熱量。基於這個概念，運動強度越高，身體壓力越大，因此在訓練結束之後，身體需要更多能量和氧氣來修復和恢復。你會在第十一章瞭解更多這種類型的運動方法。

　　這三個類型的運動都可以幫助你維持最大的代謝靈活度：有氧運動改善微觀細胞的粒線體運作——這非常重要，因為粒線體負責產生三磷酸腺苷（ATP），這是能量生產中的關鍵因素。阻力訓練可以增加細胞對胰島素荷爾蒙的敏感性——也非常重要，增加敏感性可以幫助細胞將葡萄糖從血液中釋出，改善血糖管理。高強度間歇訓練燃燒大量的碳水化合物，但一旦碳水化合物來源耗盡，它們也可以燃燒脂肪。高強度間歇訓練所需要的長時間恢復，可以讓身體有更多時間持續燃燒卡路里。

間歇性斷食

　　你可能已經聽過「間歇性斷食（IF）」這個詞。這種飲食方式正如其名，即斷食時段與進食時段輪替出現。間歇性斷食有許多版本，主要有三種類型，分別是「5：2斷食法」、「限時進食法（time-restricted feeding, TRF）」和「隔日斷食法」。這三種方法採用不同的策略，但目的都是達到

相同的效果，且都是進食和斷食輪替的基本方法。輪替可以改善代謝靈活，因為它教會身體如何在不同食物和能量環境中維持生存。

5：2 斷食法要求你在一週中的五天正常進食，另外兩天不能攝取超過 500 卡的食物，而且這兩天的「斷食日」不能安排在連續兩天。

限時進食法是最常見且最廣泛使用的方法：24 小時被分為兩個時段，即為進食和斷食時段，分別稱為「進食期間」和「斷食期間」。你必須在進食期間攝取所有的食物，在斷食期間禁止攝取任何食物，但可以攝取總熱量不超過 50 卡的飲料。

隔日斷食法是要求你在一天的正常進食之後，隔天要節食，且熱量攝取不超過 500 卡。這種方法成功的關鍵在於，你在進食日可以隨心所欲進食，在斷食日則必須嚴格攝取有限的熱量。

在這種方法的多數版本中，你可以在斷食日任意飲用零熱量的飲料。因為斷食日允許攝取的熱量很少，液體可以幫助你更快且容易達到一定程度的飽足感，而在六週的飲食計畫裡，你會遵循這些不同間歇性斷食法的組合。

科學家持續研究並證實間接性飲食法對於代謝和細胞健康的益處，仍有研究中的假設認為，這其中很大的原因與該策略的斷食階段有關。研究人員認為在斷食階段，細胞因為處於生存的鬥爭中，而受到輕微的壓力。細胞為了存活，不

惜一切代價來改變並適應環境，提高在斷食期間的壓力處理能力。科學家認為，這些改變會讓細胞更有彈性，更加有效預防疾病，並在必要時抵抗疾病。

斷食對細胞有益的另一個機制稱為「自噬」。我們的身體裡有多達 30 至 40 兆個微小細胞不斷地工作，讓我們成為獨立個體，幫助我們做想做的任何事。用我們的細胞與汽車來做比較。每天在壅塞的交通中開車，對車輛的機械運作其實有很大的壓力。時間一久，車輛開始磨損，某些零件因為功能衰退而需要維修或更換。你把車輛送到修車廠，技師會更換或維修零件，讓它們維持正常運作。同樣地，當我們過日常生活，例如早上起床、搭大眾運輸上班、在超市走來走去，我們的細胞也會經歷一般的耗損。感染、發炎和其他身體狀況會增加我們細胞的壓力，讓細胞內微小卻重要的細胞器因此受損。

我們的身體有一個驚奇的系統，即我們可以當自己的修復師。身體盡可能檢查並修復受損部分，但如果損壞太大，這些細胞將被完全分解、降解和回收。這些回收材料可再生為新的細胞，也可以作為其他細胞的能源來源。在我們的身體中，這一切都在我們不知不覺的情況下每天每秒進行著。當你斷食時，是讓細胞挨餓，引發自噬，導致細胞部分被消化，為細胞的生存提供關鍵能量。

研究指出，間歇性斷食有多種好處，例如減少身體發炎反應、降低胰島素阻抗、減少腹部脂肪、增強學習和記憶

力、改善哮喘症狀等。雖然其中許多與減重無關，但這種飲食方式帶來的附加好處對身體是有益的。

在這個計畫裡，我們要嘗試結合不同的間歇性斷食策略。你可能會發現其中一、兩種策略對你來說比較容易執行，這個情況也在預料之內。請盡可能按照指示遵循所有飲食計畫，因為進食和斷食的時間，和你吃了什麼、攝取多少卡路里一樣重要。

週期性生酮飲食

即使有充分的證據顯示，生酮飲食在短期內可以有效減重，但我一直都不贊同這種方式。我反對不是基於許多人的成果，而是基於人類在生酮飲食中必須攝取的食物類型，尤其是脂肪量。

過去幾十年來，大多數的研究說明，高脂肪、過高蛋白質的飲食可能會對健康——尤其是對心血管系統和腎臟——造成嚴重風險。然而，矛盾的研究結果也讓這一領域的研究變得模糊不清。一些研究指出，包括發表在《營養學》（*Nutrients*）期刊上的一項研究，極低的碳水化合物飲食（生酮飲食）其實會降低罹患心臟病的風險，在短期內可以幫助代謝綜合症、胰島素阻抗和第二型糖尿病的病患改善症狀[4]。

研究範圍不斷擴大，以研究生酮飲食是否對其他身體狀

況具有正面的效果，例如痤瘡、神經系統疾病和癌症。這種缺乏明確且說服力的證據，導致醫療專業人員對生酮飲食的好處和風險意見有很大的分歧。

生酮是在你的身體沒有足夠的碳水化合物（葡萄糖）可作為燃料時所發生的一種過程。由於碳水化合物供給量已經耗盡，身體必須尋找其他來源。幸運的是，我們有脂肪，可以燃燒成稱為酮體的分子，所以當沒有碳水化合物可燃燒時，酮體可以作為身體燃料的來源。

生酮飲食基本上是透過剝奪身體的碳水化合物，來強迫身體轉而燃燒你儲存的脂肪以及你在食物中攝取的脂肪作為能量來源，這就是為什麼人類在生酮飲食中可以減重和減少脂肪的原因。

典型的生酮飲食強調高脂肪的攝取，並食用極少且每天不超過 50 克的碳水化合物。週期性生酮飲食是標準生酮飲食的變化，它的計畫是讓你在一週的五天或六天內遵循標準生酮飲食，接著再過一到兩天攝取較多碳水化合物，迫使你循環進出生酮狀態。這個想法很簡單：在高脂肪和極低碳水攝取的日子，你處在生酮狀態，然後在攝取大量碳水的一、兩天內，身體擁有足夠的碳水化合物，就可以讓身體再次適應並燃燒它們。研究認為，在碳水化合物和脂肪可用性之間輪替，身體能夠學習適應並燃燒任何可用的能源，進而讓身體更有代謝靈活性。

本書計畫會在最後的四星期進入週期性生酮飲食，在

這段時間很重要的是注意飲食和營養素的比例。生酮飲食的其中一部分是在每天攝取的食物中，有 70% 到 90% 的卡路里來自脂肪食物。成功的關鍵在於選擇健康的脂肪──即單元不飽和脂肪和多元不飽和脂肪，你要限制自己攝取飽和脂肪，並完全避開可怕的反式脂肪。

健康的脂肪來源有：

- 蛋
- 酪梨
- 橄欖
- 豆腐
- 亞麻籽
- 堅果醬
- 優格（全脂）
- 初榨橄欖油
- 全脂乳製品（起司和優格）
- 堅果和種子（杏仁果、核桃、巴西堅果、奇亞籽、大麻籽、葵花籽）
- 富含脂質的魚類（鯷魚、鯡魚、鯖魚、鮭魚、沙丁魚、鱒魚和鮪魚）

接下來要探討的大量營養素是蛋白質，它應該占總卡路里的 10% 到 20%。人體的每個細胞都含有蛋白質，它們幾乎參與身體所有的功能和過程。蛋白質由稱為氨基酸的較小單

元組成，它們共同構成我們身體的組織、重要的化學反應所需的酶以及擔任細胞內和全身運輸原子和小分子的輸送器。

關於我們每天需要攝取多少蛋白質，其實存在著一些爭議。美國國家醫學院建議成年人每天攝取每公斤體重 ×0.8 公克的蛋白質，相當於體重每 9 公斤攝取約 7 克蛋白質。因此，一個 63 公斤的人應每天攝取 50 克蛋白質，而一個 90 公斤的人應每天攝取約 72 克蛋白質。

在彈性斷食燃脂計畫中會提供許多蛋白質的選擇，但記得要減少食用加工肉類（培根、熱狗、香腸和冷肉片），這對整體健康至關重要。根據哈佛大學公共衛生學院的營養系專家認為，加工肉類是已經被「鹽漬、醃製、發酵、煙燻或其他過程進行轉化，以增加風味或改善保存的肉類[5]」。

常見的蛋白質來源有：

- 蛋
- 種子
- 黃豆
- 堅果
- 魚類（包括貝類）
- 豆莢（豆實、扁豆）
- 乳製品（起司、優格、牛奶）
- 禽類（雞肉、鴨肉、火雞）
- 紅肉（牛肉、山羊肉、羊肉、豬肉、小牛肉）

　　碳水化合物會在一星期開始的兩天，重新回到你的飲食
計畫。攝取碳水化合物會打破你在先前五天的酮症階段，讓
身體從燃燒脂肪轉變為燃燒碳水化合物。在兩天的碳水日，
你攝取的卡路里中有高達 60% 到 70% 來自碳水化合物，15%
到 20% 是蛋白質，而總卡路里僅有 5% 到 10% 是來自脂肪。

　　請注意，這些百分比預計會和其他五天酮症期間完全相
反。在這兩天的碳水日，可以著重在攝取更多複雜的碳水化
合物——而不是簡單的碳水——效果會更理想。複雜的碳水
化合物（纖維和澱粉）更有營養價值，通常富含纖維，消化
速度也較慢。

　　簡單碳水化合物就像快速燃燒的燃料，在我們食用後於
體內迅速分解成糖——包括葡萄糖、果糖、蔗糖、白砂糖、
原糖、紅糖、玉米糖漿和高果糖玉米糖漿，接著讓血糖快速
上升，因此要盡可能減少、甚至要完全避免攝取簡單碳水化
合物。

　　複雜碳水化合物有：

- 蘆筍
- 大麥
- 豆類
- 糙米
- 蕎麥
- 黃瓜
- 青豆
- 扁豆
- 燕麥
- 洋蔥
- 碗豆
- 藜麥
- 番薯
- 小麥

- 櫛瓜
- 菠菜
- 胡蘿蔔
- 100% 全麥麵包
- 水果（草莓、蘋果、葡萄柚、梨子、李子）

- 鷹嘴豆
- 馬鈴薯
- 花椰菜

　　即使在彈性斷食燃脂計畫中，食物選擇有很大的彈性，但重要的是盡量按照計畫表來攝取食物和運動，這是我精心結合幾種策略來達到最大的效果。攝取食物的種類和時間以及運動時間和運動類型，這之間的關係會影響身體使用的燃料，這對於改善代謝靈活的效果是關鍵所在。

　　這個計畫中的每一部分都是經過深思熟慮的，沒有多餘之處，你越嚴格遵循，提高代謝靈活的成功率就會越大。相信自己，相信這個計畫，在前進的過程中全心投入！

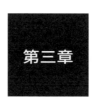

第三章

第一週：基礎

　　歡迎來到提高代謝靈活的第一週，本週會教導身體如何適應可能面臨的各種飲食環境。這週的目標是為此計畫定下基礎，讓你可以獲得最大的成效。這七天的規劃讓你可以快速且穩定地步入計畫，並漸漸開始看到成果。

　　開始計畫的最佳方式是做好準備，所以最重要的就是花點時間坐下來，查看這週的每日飲食計畫。你可以事先選擇這週的飲食和點心，建立一份購物清單，備妥這些食物，讓自己盡可能成功遵循計畫。沒有吃下對的食物或者食物不足會誘使你開始即興發揮，在你察覺到之前，可能已經偏離計畫了，這就是產生問題的所在。

　　不單是本週，整體六週的計畫細節都有原因的，所以不要把任何細節當作微不足道，或者以為這與整體任務無關。不要忘記：你嘗試這個計畫的原因很可能是因為過去的方式

並不管用，或者你無法堅持。因此，請盡力按照計畫的要求執行。也就是說，我沒有期望你完美遵循計畫——因為沒有人是完美的，不過請盡力而為，盡量做出明智的選擇。

接下來的六週，有很多食物和飲料的選擇。當你在生酮飲食階段時，務必密切遵循建議，因為攝取過多的碳水化合物會破壞生酮狀態，阻礙身體燃燒食物（飲食）中的脂肪和體內脂肪。

以下有兩份清單，列出了可食用的起司類型，以及應避免的一些食物、成分和飲品。整理的這份清單涵蓋大多重要類型（難以列出所有內容），記得時常參考每週指南的特別指示，就更能掌握自己該如何忌口。一開始會有些不同，但這些列表內容在整套計畫中是貫徹一致的。

可食用的起司：

- 藍紋起司
- 布里起司（Brie）
- 切達起司
- 茅屋起司
- 鮮奶油起司
- 費達起司
- 山羊起司（山羊奶）
- 哈伐第起司（Havarti）
- 卡芒貝爾起司（Camembert）
- 寇比傑克起司（Colby jack）
- 馬斯卡彭起司
- 莫札瑞拉起司
- 帕馬森起司
- 胡椒起司
- 羅馬諾羊奶起司
- 起司條
- 瑞士起司

- 哈盧米起司（Halloumi）
- 林堡起司（Limburger）
- 曼切格起司（Manchego）
- 芒斯特起司（Muenster）
- 帕芙隆起司（Provolone）

而以下是在生酮日應避免的食物、食材、飲品：

飲品	酒精飲料	啤酒、血腥瑪莉、柯夢波丹、瑪格麗特、鳳梨可樂達、萊姆可樂、桑格利亞、威士忌酸酒、白色俄羅斯
	風味水果酒	氣泡甜酒、水果蒸餾酒、水果風味葡萄酒、檸檬酒
	含糖飲料	汽水、果汁、潘趣酒、檸檬汁、含糖茶飲
食物	水果	全部，除了少量藍莓、草莓、黑莓、蔓越莓
	穀物、澱粉	麵包、小麥製品、米飯、義大利麵、麥片
	甜點	蛋糕、餅乾、甜甜圈、麵點、糖果，一般冰淇淋、義式冰淇淋（可食用生酮冰淇淋）
	蔬菜	馬鈴薯（白馬鈴薯或番薯）、韭菜、胡蘿蔔、蘿蔔、玉米、韭蔥、甜菜
	豆類或其他豆莢	黑豆、青豆、腰豆、扁豆、鷹嘴豆
	調味料	烤肉醬、蜂蜜芥末醬、照燒醬、番茄醬

指南

以下是本週指南。這星期要進行限時進食法的間歇性斷食，也是本週成功的關鍵所在。

1. **進食時程**：你有 10 小時的時間（進食期間），攝取當天所有含有熱量的食物和飲品，接下來的 14 小時是你的斷食時間。在斷食時，你可以盡量飲用無熱量飲品，但如果你想要攝取咖啡或茶，要確保熱量不會超過 50 卡。你可以自行決定你想要執行進食和斷食的時間，但建議最佳進食時間為早上 10 點至晚上 8 點，斷食時間為晚上 8 點至隔日早上 10 點。

2. **水分**：務必在每餐之前飲用一杯水（約 240 毫升）。你可以在進食中或進食之後喝水，但是在進食之前，一定要喝一杯水。

3. **蔬果**：可以吃冷凍或新鮮蔬果，也可以吃罐頭裝，但這是最後的選擇，因為罐裝蔬果含有大量鹽分或其他防腐劑。如果可以，蔬果盡量不要調味；如果你是吃罐裝蔬果，請確認為低鈉（每份不超過 140 毫克）。

4. **酒精飲品**：本週你可以喝酒，但是記得你正在減重和改善代謝靈活，如果喝太多，就比較難達到目標，可以喝低碳水的酒精飲料。本週第一至第七天都可以喝酒，但是一天只能喝一杯，也可以喝低熱量的啤酒或調酒。下表列出酒精和調酒飲品以及可攝取的份量：

酒精飲品	可攝取份量
琴酒	1.5 盎司（44 毫升）
低熱量啤酒	12 盎司（355 毫升）
紅酒	5 盎司（148 毫升）
龍舌蘭	1.5 盎司（44 毫升）
伏特加	1.5 盎司（44 毫升）
威士忌	1.5 盎司（44 毫升）
白酒	5 盎司（148 毫升）
調酒飲品	**可攝取份量**
低熱量汽水	1/2 杯
氣泡水	無限制
無糖通寧水	無限制

5. **汽水**：不能飲用一般汽水或低熱量汽水，這非常重要。如果你習慣喝汽水，試著從你的飲食清單中移除吧。若是做不到，那攝取量至少減半。除了一個例外，就是把低熱量的汽水作為調酒的基底（參考酒精指南表格）。

6. **糖**：不能食用白糖或蔗糖，但是可以攝取有機甜菊液提煉物、有機羅漢果提煉物、純天然蜂蜜、野生蜂蜜、菊薯糖漿，或有機赤藻糖醇等甜味劑（請注意不要過量食用赤藻糖醇，可能會引起腹瀉）。

7. **糖漿**：可以食用無糖或沒有添加糖分的果漿，如果可以找到有機糖漿的話那更好。

8. **咖啡**：斷食期間可以喝咖啡，但是要注意熱量，不可以攝取超過 50 卡，如果加了奶精或糖就會超標。在你生酮飲食期間（低碳水日），也要注意咖啡裡面加了什麼，因為當天不可以攝取超過 50 克的碳水化合物。有些咖啡含有許多碳水，可能喝一杯就超標了，或者是攝取碳水化合物一整天下來就會超標。

9. **替換餐點**：計畫裡可能有你不喜歡吃或者無法取得的食材，不要擔心，只要在相同類別（早餐、午餐、晚餐、第一餐、第二餐）和相同類型的日子（每餐 500 卡或更少、碳水日等）中替換餐點即可。

10. **刪去餐點**：如果餐點包含你不喜歡或無法取得的食材，或者過敏原，可以隨時刪掉並選擇其他食材和食物。

11. **點心**：盡量攝取列在日常清單或者第十章建議的點心。如果你想要吃的點心不在列表裡，要注意點心的熱量不能超過 150 卡。

12. **運動**：這份運動菜單是專門為了配合斷食和飲食計畫而設計，請留意指示。你可以在第十一章中找到這些運動的範例。

每日飲食計畫

第一天	
早餐	以下選擇一種： • 2 片美式煎餅、2 片培根（牛肉或豬肉）、1/2 杯水果 • 2 顆炒蛋搭配起司和蔬菜丁
午餐	以下選擇一種： • 大份沙拉：3 杯你喜歡的綠色蔬菜，搭配切片桃子、山羊起司、小黃瓜、杏仁、羅勒，淋上 2 至 3 湯匙的義大利油醋醬 • 火雞肉、雞肉、火腿或鮪魚沙拉三明治，用你喜歡的麵包搭配萵苣、番茄、1 片起司以及 1 茶匙你喜歡的調味料
晚餐	以下選擇一種： • 6 盎司（約 170 克）火烤或烘烤雞胸肉（去皮），搭配 1 顆中型烤馬鈴薯，可另外加上 1/2 茶匙奶油或酸奶油、蔥、花椰菜和起司 • 6 盎司你喜歡的火烤或烘烤魚肉，搭配 2 份喜歡的蔬菜
點心	選擇兩種，任何時候都可以吃，但不要連續吃完兩種，也不要在正餐前後 1 小時吃點心。 • 1/2 顆切片蘋果，搭配 2 茶匙花生醬 • 1/4 杯散裝葡萄乾 • 甘藍蔬菜片：2/3 杯去除菜梗的生甘藍菜，淋上 1 茶匙初榨橄欖油，以 205°C 烘烤至酥脆 • 1/2 顆中型烤馬鈴薯，搭配 1 茶匙奶油或 1 湯匙酸奶油 • 1/2 杯低脂或零脂希臘優格，加一些肉桂和 1 茶匙蜂蜜
運動	早上或下午任一時段做 20 分鐘的阻力訓練，且在運動後 1 小時內攝取至少 20 克蛋白質和 15 克碳水。

※ 1 杯的容量大約是 8 盎司（240 毫升或是 225 克）
　 1 茶匙的容量大約是 5 毫升（約 5 克）
　 1 湯匙的容量大約是 15 毫升（約 15 克）
　 1 球的容量大約是 120 毫升（1/2 杯）
　 其他單位請見附錄的換算表

第二天	
早餐	以下選擇一種： • 1 杯煮熟的燕麥，搭配 1/4 杯的水果，可另外加上 1 茶匙紅糖、少許牛油、1/4 杯牛奶 • 火烤起司三明治：用 2 片全穀或全麥麵包（切成約 9 公分 × 9 公分）夾 2 盎司（約 55 克）起司
午餐	以下選擇一種： • 鮪魚三明治（約 2 球），搭配你喜歡的麵包，可另外加萵苣 • 6 盎司（約 170 克）牛肉或火雞肉漢堡，選擇喜歡的麵包，加上起司、萵苣、番茄，再搭配小份綠色田園沙拉
晚餐	以下選擇一種： • 1 份蔬菜或肉類千層麵（約 5 公分 ×7 公分 ×10 公分），搭配小份綠色田園沙拉 • 6 盎司魚肉（火烤或烘烤）搭配 2 份蔬菜
點心	選擇兩種，任何時候都可以吃，但不要連續吃完兩種，也不要在正餐前後 1 小時吃點心。 • 生菜捲：內含 1 片火腿或牛肉，搭配甘藍菜、胡蘿蔔或甜椒 • 熱帶茅屋起司：1/2 杯零脂起司，搭配 1/2 杯切丁新鮮芒果和鳳梨 • 6 個大顆蛤蜊 • 3 盎司（約 85 克）的新鮮熟蟹肉 • 15 根迷你椒鹽脆餅棒，搭配 2 湯匙零脂鮮奶油起司
運動	• 早上：20 分鐘空腹（運動前不要進食）低強度有氧運動，運動前、運動後至少 2 小時內都不要進食。 • 下午：20 分鐘高強度間歇性運動，運動後至少 1 小時內不要進食。

	第三天
早餐	以下選擇一種： • 12 盎司（約 340 克）果昔（參考第九章的點心食譜） • 8 盎司（約 225 克）希臘優格燕麥百匯
午餐	以下選擇一種： • 肉丸子義大利麵（2 杯煮熟的義大利麵加 2 顆肉丸子），搭配番茄醬 • 雞肉三明治搭配番茄、起司、萵苣，1 湯匙喜歡的醬料抹在喜歡的麵包上，搭配小份綠色田園沙拉和 1 湯匙淋醬
晚餐	以下選擇一種： • 3 至 4 份蔬菜和 1 杯糙米 • 1 又 1/2 杯炒雞肉（或牛肉）和 1 杯糙米
點心	選擇兩種，任何時候都可以吃，但不要連續吃完兩種，也不要在正餐前後 1 小時吃點心。 • 1 杯莓果（蔓越莓、藍莓或黑莓） • 柑橘莓果沙拉：1 杯綜合莓果（蔓越莓、草莓、藍莓以及黑莓）淋上 1 湯匙新鮮橘子汁 • 1 顆中型紅椒切片搭配 2 湯匙軟質羊奶起司 • 10 根迷你胡蘿蔔搭配 2 湯匙鷹嘴豆泥 • 1 勺（約 2 個高爾夫球大）低脂冷凍優格
運動	休息日。如果你想要運動，可以進行 15 至 20 分鐘的低強度有氧。這是額外的運動，可以幫助你更快達到目標。

第四天
早餐 以下選擇一種： • 2 杯（或更少）自選牛奶冷泡無糖麥片，搭配 1 片水果 • 2 顆煎蛋捲和你喜歡的蔬菜
午餐 以下選擇一種： • 大份沙拉：3 份喜歡的綠色蔬菜搭配 2 至 3 湯匙喜歡的醬料，可另外加上蘑菇、甜菜根、黃瓜、米飯、葵花籽和羅勒 • 2 片起司、義大利臘腸或蔬菜披薩（約 12 公分 ×15 公分大小）
晚餐 以下選擇一種： • 2 杯全麥義大利麵，3 盎司（約 85 克）切丁雞肉及你喜歡的蔬菜 • 6 盎司（約 170 克）烤魚、雞肉或牛排，及 2 份你喜歡的蔬菜
點心 選擇兩種，任何時候都可以吃，但不要連續吃完兩種，也不要在正餐前後 1 小時吃點心。 • 生菜捲：內含 1 片火腿或牛肉，搭配甘藍菜、胡蘿蔔或甜椒 • 熱帶茅屋起司：1/2 杯零脂起司，搭配 1/2 杯切丁新鮮芒果和鳳梨 • 6 個大顆蛤蜊 • 3 盎司（約 85 克）的新鮮熟蟹肉 • 15 根迷你椒鹽脆餅棒，搭配 2 湯匙零脂鮮奶油起司
運動 • 早上：20 分鐘空腹低強度有氧運動，運動前、運動後至少 2 小時內都不要進食。 • 下午：15 分鐘低強度有氧運動，運動後至少 1 小時內不要進食。

第五天	
早餐	以下選擇一種： • 1 片 8 英寸（約 20 公分）或 2 片 4 英寸（約 10 公分）鬆餅，搭配 2 片培根（豬肉或火雞肉）、2 根香腸（約 7 公分）或者香腸肉餅（約 7 公分），可另外加上奶油和糖漿 • 2 顆蛋白以及切丁蔬菜做成的煎蛋捲
午餐	以下選擇一種： • 1 大份的無麵包（夾生菜葉或其他蔬菜）辣味熱狗堡和小份綠色田園沙拉 • 無麵包培根起司堡和小份綠色田園沙拉
晚餐	以下選擇一種： • 3 份小份牛肉、雞肉或魚肉塔可餅 • 2 份炸雞和 1 份綠色蔬菜沙拉
點心	選擇兩種，任何時候都可以吃，但不要連續吃完兩種，也不要在正餐前後 1 小時吃點心。 • 1 顆水煮蛋，搭配任一口味貝果調味醬 • 8 至 10 顆小型水滴巧克力 • 1.5 盎司（約 40 克）烤比目魚 • 2 盎司（約 55 克）龍蝦 • 25 塊小圓鹹餅
運動	早上或下午任一時段做 20 分鐘阻力訓練，運動後 1 小時內攝取至少 20 克蛋白質和 15 克碳水。

第六天
早餐 以下選擇一種： • 1 又 1/2 杯水果和 2 片培根（豬肉或火雞肉） • 12 盎司（約 340 克）果昔（參考第九章的點心食譜）
午餐 以下選擇一種： • 大份沙拉：包含 2 杯菠菜或羽衣甘藍，3 盎司（約 85 克）雞肉、洋蔥、花椰菜、甘藍菜、糙米、白米或菰米、羅勒，淋上 2 到 3 湯匙照燒醬或其他你喜歡的醬料 • 6 盎司（約 170 克）烤鮭魚、鯖魚、鱒魚、白魚或炸鯰魚，搭配小份綠色田園沙拉
晚餐 以下選擇一種： • 2 杯燉煮牛肉、雞肉、火雞肉或魚肉 • 6 個你喜歡的壽司（酪梨卷、小黃瓜和酪梨卷、天婦羅蝦壽司、辣鮪魚壽司或加州卷等）
點心 選擇兩種，任何時候都可以吃，但不要連續吃完兩種，也不要在正餐前後 1 小時吃點心。 • 2 顆中型奇異果 • 1/4 個酪梨搗碎並抹在全穀餅乾，淋上醋和海鹽 • 5 片小黃瓜，搭配 1/3 杯茅屋起司，撒上鹽和胡椒 • 白腰豆沙拉：1/3 杯白腰豆、1/4 杯切丁番茄、適量檸檬汁、4 片小黃瓜 • 2 根低脂起司條
運動 早上做 20 分鐘空腹低強度有氧運動，運動前、運動後至少 2 小時內都不要進食。

第七天	
早餐	以下選擇一種： • 1 份酪梨吐司：在碗裡搗碎 1 小顆酪梨，抹在 1 片全穀或全麥吐司上，可另外加上海鹽和番茄 • 吐司或英式瑪芬夾培根、蛋和起司
午餐	以下選擇一種： • 1 杯湯，例如義大利蔬菜濃湯、雞湯、蔬菜湯、豆子湯、番茄湯、南瓜湯、扁豆湯或豌豆湯（不加馬鈴薯和奶油），搭配小份綠色田園沙拉 • 5 盎司（約 140 克）火雞肉、雞肉、鮭魚或蔬菜堡，選擇你喜歡的麵包，可另外加上 1 片起司、番茄和萵苣
晚餐	以下選擇一種： • 1 份千層麵（有肉或無肉皆可，約 5 公分 ×7 公分 ×10 公分大小），搭配小份綠色田園沙拉 • 2 杯義大利麵，加上 3 顆大小約 5 公分的肉丸子，搭配小份綠色田園沙拉
點心	選擇兩種，任何時候都可以吃，但不要連續吃完兩種，也不要在正餐前後 1 小時吃點心。 • 1/2 杯零脂優格搭配 1/2 杯藍莓 • 1/2 個全麥英式瑪芬，抹上 1 茶匙水果奶油 • 4 個大顆熟干貝 • 2 盎司（約 55 克）熟黃鰭鮪魚
運動	休息日。如果你想要運動，可以進行 15 至 20 分鐘的低強度有氧。這是額外的運動，可以幫助你更快達到目標。

＼本週祕密／

睡眠的好處

　　一夜好眠不僅是父母要求你在上學期間的夜晚要做到的事，充足、寧靜的睡眠可以讓我們的身體維持最佳運作。許多人生活忙碌，經歷各種消耗大量時間和精神的壓力，對生活繁忙或工作壓力大的人而言，睡眠不是奢侈品——情況正好相反，睡眠是必需品。

　　身體有四種節律的生理類別，這些生理節律是由基因決定的。其中一個類別是晝夜節律，即白天和黑夜 24 小時循環，這是生理時鐘的一部分——就像是應用程式在背景執行，確保身體功能在每 24 小時內的不同時間點修復。

　　睡眠－清醒循環是其中之一，嚴重或頻繁干擾這個循環可能會影響很多事情，例如身體的荷爾蒙自然流動，對身體功能和健康有明顯的生理影響。醫學文獻中已經有充分的紀錄證實，缺乏睡眠會增加飢餓素荷爾蒙，降低瘦素荷爾蒙（飽足感），這就是為什麼缺乏睡眠會導致飢餓和食慾增加。

　　最重要的是：如果你想要減重及提升代謝靈活，關掉電子設備，閉上眼睛好好睡上一覺。

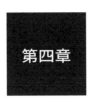

第四章

第二週：適應

　　本週目標是要讓身體適應新的飲食和運動方式。這才第二週，你的身體還在調整中，不僅是適應你正在吃的食物，也在適應新的運動計畫。請盡力遵循計畫，即使還沒看到結果，但是要堅信自己已經在成功的路上。

　　本週我們要採用 5：2 斷食法，這和上週的限時進食法非常不同，所以請仔細閱讀本週的飲食計畫並做好準備。請記住，有兩天的斷食日，不代表你可以在其他五天的進食日裡隨心所欲、不計份量地吃任何想吃的東西。控制熱量攝取仍然重要，攝取的熱量應該少於消耗的熱量，才能邁向理想的體重。在這五天中要明智地選擇食物並確實運動，特別在你進食日攝取的卡路里比斷食日還要多，運動就尤其重要。

指南

　　這星期要進行 5：2 斷食法，所以要謹記並做好迎接斷食日的準備。兩天的低熱量日之間要有間隔，這樣你就不必連續兩天忍受斷食。

1. **進食時程**：你有五天的正常飲食日和兩天的低熱量飲食日（斷食）。不要隨意交換這兩天斷食日，這個安排是有充分原因的。強烈建議你在斷食日時不要匆忙進食，在比較輕鬆的環境坐下來，花時間好好品嘗。

2. **水分**：務必在每餐之前飲用一杯水（約 240 毫升）。你可以在進食中或進食之後喝水，但是在進食之前，一定要喝一杯水。

3. **蔬果**：可以吃冷凍或新鮮蔬果，也可以吃罐頭裝，但這是最後的選擇，因為罐裝蔬果含有大量鹽分或其他防腐劑。如果可以，蔬果盡量不要調味；如果你是吃罐裝蔬果，請確認為低鈉（每份不超過 140 毫克）。

4. **酒精飲品**：本週你可以喝酒，但是記得你正在減重和改善代謝靈活。如果喝太多，就比較難達到目標，可以喝低碳水的酒精飲料。且在本週的第一、二、四、六和七天都可以喝酒，但是一天只能喝一杯，也可以喝低熱量的啤酒或調酒。下表列出酒精和調酒飲品以及可攝取的份量：

酒精飲品	可攝取份量
琴酒	1.5 盎司（44 毫升）
低熱量啤酒	12 盎司（355 毫升）
紅酒	5 盎司（148 毫升）
龍舌蘭	1.5 盎司（44 毫升）
伏特加	1.5 盎司（44 毫升）
威士忌	1.5 盎司（44 毫升）
白酒	5 盎司（148 毫升）
調酒飲品	可攝取份量
低熱量汽水	1/2 杯
氣泡水	無限制
無糖通寧水	無限制

5. **汽水**：不能飲用一般汽水或低熱量汽水，這非常重要。如果你習慣喝汽水，試著從你的飲食清單中移除吧。若是做不到，那攝取量至少減半。除了一個例外，就是把低熱量的汽水作為調酒的基底（參考酒精指南表格）。

6. **糖**：不能食用白糖或蔗糖，但是可以攝取有機甜菊液提煉物、有機羅漢果提煉物、純天然蜂蜜、野生蜂蜜、菊薯糖漿，或有機赤藻糖醇等甜味劑（請注意不要過量食用赤藻糖醇，可能會引起腹瀉）。

7. **糖漿**：可以食用無糖或沒有添加糖分的果漿，如果可以找到有機糖漿的話那更好。

8. **咖啡**：斷食期間可以喝咖啡，但是要注意熱量，不可以攝取超過 50 卡，如果加了奶精或糖就會超標。在你生酮飲食期間（低碳水日），也要注意咖啡裡面加了什麼，因為當天不可以攝取超過 50 克的碳水化合物。有些咖啡含有許多碳水，可能喝一杯就超標了，或者是攝取碳水化合物一整天下來就會超標。

9. **替換餐點**：計畫裡可能有你不喜歡吃或者無法取得的食材。不要擔心。只要在相同的類別（早餐、午餐、晚餐、第一餐、第二餐）和相同類型的日子（每餐 500 卡或更少、碳水日等）中替換餐點即可。

10. **刪去餐點**：如果餐點包含你不喜歡或無法取得的食材，或者過敏原，可以隨時刪掉並選擇其他食材和食物。

11. **點心**：盡量攝取列在日常清單或者第十章建議的點心。如果你想要吃的點心不在列表裡，要注意點心的熱量不能超過 150 卡。

12. **運動**：這份運動菜單是專門為了配合斷食和飲食計畫而設計，請留意指示。你可以在第十一章中找到這些運動的範例。

每日飲食計畫

第一天	
早餐	以下選擇一種： • 水果盤或水果沙拉，搭配 6 盎司（約 170 克）優格 • 用 2 顆蛋、起司和你喜歡的蔬菜做成蛋餅
午餐	以下選擇一種： • 1 又 1/2 杯的炒雞肉或牛肉 • 大份沙拉：包含 2 杯喜歡的綠色蔬菜、烤番薯塊、切絲帕瑪森起司、生甜菜、花椰菜、番茄、羅勒，淋上 2 至 3 湯匙的義大利香醋醬或你喜歡的醬料
晚餐	以下選擇一種： • 蔬菜盤：3 至 4 份你喜歡的熟蔬菜（1 份大約是 1/2 杯煮熟的菜） • 2 杯煮熟的義大利麵（一般或全麥麵條），搭配 3 盎司（約 85 克）雞肉或魚肉，以及番茄、花椰菜或你喜歡的蔬菜
點心	選擇兩種，仟何時候都可以吃，但不要連續吃完兩種，也不要在正餐前後 1 小時吃點心。 • 起司無花果：2 個小顆無花果，裡面加 1 湯匙低脂瑞可塔起司並撒上肉桂粉 • 1 杯櫻桃 • 1/3 杯芥末豆 • 1/2 根去籽小黃瓜內夾 1 片火雞瘦肉，搭配黃芥末或零脂美乃滋 • 10 至 16 顆腰果
運動	早上做 20 分鐘空腹（運動前不要進食）低強度有氧運動，運動前、運動後至少 2 小時內不要進食。

※ 1 杯的容量大約是 8 盎司（240 毫升或是 225 克）
　 1 茶匙的容量大約是 5 毫升（約 5 克）
　 1 湯匙的容量大約是 15 毫升（約 15 克）
　 1 球的容量大約是 120 毫升（1/2 杯）
　 其他單位請見附錄的換算表

第二天
早餐 以下選擇一種： • 蛋白奶昔（不超過 350 卡） • 果昔（不超過 350 卡）
午餐 以下選擇一種： • 1 又 1/2 杯義大利麵，搭配日曬番茄乾或蔬菜，不加任何奶油白醬 • 大份沙拉：包含 2 杯你喜歡的綠色蔬菜，2 至 3 湯匙你喜歡的醬料，可另外加上蘑菇、甜菜、黃瓜、米飯、葵花籽和羅勒
晚餐 以下選擇一種： • 焗烤雞肉花椰菜（參考第 129 頁食譜） • 1 杯扁豆湯加小份綠色田園沙拉
點心 選擇兩種，任何時候都可以吃，但不要連續吃完兩種，也不要在正餐前後 1 小時吃點心。 • 1/2 杯低脂茅屋起司，搭配 1/4 杯新鮮切片鳳梨 • 1/2 杯低脂茅屋起司，搭配 1 湯匙的天然花生醬 • 2 片熟火雞胸肉 • 西瓜沙拉：1 杯生菠菜，加上 2/3 杯西瓜，淋上 1 湯匙巴薩米克醋 • 8 隻小蝦和 3 湯匙海鮮醬
運動 早上做 20 分鐘空腹（運動前不要進食）低強度有氧運動和 15 分鐘阻力訓練，運動前、運動後至少 2 小時內不要進食。

第三天（500 卡斷食日）	
今天你必須攝取 6 至 10 杯零熱量的水，這點非常重要。水裡加一點新鮮檸檬汁，可以長時間抑制食慾。今天只能吃兩餐和一份點心，所以要適當安排整天的進食時間。此外，今天攝取的熱量非常低，所以需要調整身體活動，目標是要訓練身體動用儲存的脂肪以作為能源使用。	
第一餐	以下選擇一種： • 1 又 1/2 杯湯，例如番茄湯、小黃瓜湯、雞湯、南瓜湯、黑豆湯、白豆湯、扁豆湯或火雞肉湯，搭配小份綠色田園沙拉淋上 1 湯匙醬料 • 12 盎司（約 340 克）果昔（不超過 200 卡） • 1 顆炒蛋和 1 片培根
第二餐	以下選擇一種： • 4 盎司（約 113 克）無麵包（夾生菜葉或其他蔬菜）火雞肉堡 • 5 根迷你炸雞翅或小雞腿 • 1 杯辣肉醬燉豆子
點心	選擇一種，任何時候都可以吃，但不要在正餐前後 1 小時吃點心。因為只能吃一份點心，記得適當分配時間。 • 1 顆水煮蛋 • 10 顆橄欖 • 3.75 盎司（約 106 克）罐頭沙丁魚 • 5 片墨西哥玉米片搭配 2 湯匙酪梨醬或莎莎醬 • 萵苣生菜包 1/3 杯碎豬肉
運動	下午做 20 分鐘低強度有氧運動或 20 分鐘的高強度間歇訓練，運動後至少 1 小時內不要進食。

第四天	
早餐	以下選擇一種： • 1 杯燕麥、玉米片或美國即溶燕麥，搭配 2 片培根 • 1 顆紅椒鑲起司，搭配 1 顆蛋
午餐	以下選擇一種： • 墨西哥辣椒肉餡玉米餅碗（參考第 166 頁食譜） • 鮭魚酪梨能量碗（參考第 170 頁食譜）
晚餐	以下選擇一種： • 雞肉和義大利麵：2 杯煮熟義大利貝殼麵，搭配炒雞肉、日曬番茄乾、大蒜、花椰菜和帕瑪森起司 • 酪梨醬雞肉沙拉：2 杯綜合蔬菜，2 盎司（約 85 克）烤雞肉，加上番茄、洋蔥、酪梨和切絲甘藍菜
點心	選擇兩種，任何時候都可以吃，但不要連續吃完兩種，也不要在正餐前後 1 小時吃點心。 • 4 片全麥餅乾和 2 份零脂起司 • 30 顆葡萄 • 1 杯草莓 • 1/3 杯芥末豆 • 1/2 去籽小黃瓜內夾 1 片火雞瘦肉，搭配黃芥末或零脂美乃滋
運動	下午做 20 分鐘低強度有氧運動，運動後至少 1 小時內不要進食。

第五天（500 卡斷食日）

今天你必須攝取 6 至 10 杯零熱量的水，這點非常重要。水裡加一點新鮮檸檬汁，可以長時間抑制食慾。今天只能吃兩餐和一份點心，所以要適當安排整天的進食時間。此外，今天攝取的熱量非常低，所以需要調整身體活動，目標是要訓練身體動用儲存的脂肪以作為能源使用。

第一餐	以下選擇一種： • 1 顆炒蛋搭配 2 湯匙切絲起司 • 果昔或蛋白奶昔（不超過 200 卡） • 1 片煎餅（以全麥或杏仁粉和杏仁牛奶製作），搭配 1 片培根
第二餐	以下選擇一種： • 4 盎司（約 113 克）無麵包（夾生菜葉或其他蔬菜）火雞肉堡 • 培根裹蘆筍（參考第 183 頁食譜） • 4 個你喜歡的壽司（酪梨卷、小黃瓜和酪梨卷、天婦羅蝦壽司、辣鮪魚壽司或加州卷）
點心	選擇一種，任何時候都可以吃，但不要在正餐前後 1 小時吃點心。因為只能吃一份點心，記得適當分配時間。 • 蟹肉餅生菜：6 盎司（約 170 克）蟹肉、2 湯匙希臘優格、1/4 切丁番茄、1/8 杯芹菜，以鹽和胡椒調味（可以做兩份：吃一份，另一份可以放在其他天享用） • 10 片有機海苔 • 2 顆美國帝王椰棗 • 1/4 顆搗碎的酪梨，抹在 5 片全麥餅乾上 • 火雞肉生菜捲，包含 6 盎司火雞肉和 2 片萵苣（可以做兩份：吃一份，另一份可以放在其他天享用）
運動	早上做 20 分鐘空腹（運動前不要進食）低強度有氧運動，運動前、運動後至少 2 小時內不要進食。

第六天	
早餐	以下選擇一種： • 2 顆煎蛋捲，搭配蔬菜和 1 盎司（約 28 克）起司 • 1 片酪梨全麥吐司
午餐	以下選擇一種： • 培根酪梨凱薩沙拉（1 片培根、酪梨，正常份量凱薩沙拉） • 大蒜蝦凱薩沙拉（3 至 5 隻大蒜蝦加至正常份量的凱薩沙拉）
晚餐	以下選擇一種： • 6 盎司（約 170 克）鮭魚菲力、炒蘑菇，搭配你喜歡的義大利麵，用番茄奶油醬燉煮 • 義大利波菜餃：3 顆義大利餃（大小不超過 7×5 公分），內餡含菠菜和起司，搭配義式番茄醬
點心	選擇兩種，任何時候都可以吃，但不要連續吃完兩種，也不要在正餐前後 1 小時吃點心。 • 2 湯匙葵花籽 • 17 顆胡桃 • 1/2 杯低脂茅屋起司，搭配 1 湯匙天然花生醬 • 4.5 盎司（約 127 克）無糖巧克力軟糖布丁，搭配 5 個切片草莓，以及少許（約 1 湯匙）鮮奶油 • 草莓沙拉：1 杯生菠菜、1/2 杯草莓，搭配 1 湯匙巴薩米克醋
運動	休息日。如果你想要運動，可以進行 15 至 20 分鐘的低強度有氧。這是額外的運動，可以幫助你更快達到目標。

第七天	
早餐	以下選擇一種： • 3 根香腸（長度約 7 至 10 公分），一杯盤烤蔬菜 • 2 顆炒蛋，搭配 1 片培根和 1 份綠色蔬菜
午餐	以下選擇一種： • 1/2 杯鮪魚沙拉，可以做三明治或者無麵包（夾生菜葉或其他蔬菜）版本，搭配 1 杯湯（不加馬鈴薯或奶油） • 5 盎司（約 140 克）無麵包培根起司堡，搭配小份綠色田園沙拉
晚餐	以下選擇一種： • 6 盎司（約 170 克）牛排，搭配 1 份奶油菠菜 • 6 盎司火烤或盤煎魚肉搭配蘆筍
點心	選擇兩種，任何時候都可以吃，但不要連續吃完兩種，也不要在正餐前後 1 小時吃點心。 • 2 盎司（約 55 克）煙燻鮭魚 • 6 顆牡蠣 • 5 片玉米片搭配 1/3 杯酪梨醬 • 1 片薄片糙米餅，搭配 1 湯匙花生醬 • 2 小顆桃子
運動	休息日。如果你想要運動，可以進行 15 至 20 分鐘的低強度有氧。這是額外的運動，可以幫助你更快達到目標。

＼本週祕密／
高強度間歇運動真的強

　　相較於傳統的恆速運動，高強度間歇性訓練有更多的益處。這種能量爆發的訓練方式不僅對心臟健康有益，還對代謝靈活性——特別是身體切換到燃燒脂肪的能力——有重要的影響。新陳代謝追蹤公司 Lumen 的創始團隊研究超過 100 萬個運動前後的代謝測量數據，它們發現有 60% 的高強度間歇性訓練可以讓身體從燃燒碳水化合物轉向燃燒脂肪。這相對於每日跑步和騎自行等日常運動只有 50％會轉為燃燒脂肪，高強度間歇性訓練燃燒脂肪的比例更為顯著。

　　所以一週該進行幾次高強度間歇性訓練呢？在缺乏一個普遍標準的情況下，美國衛生與公共服務部（The US Department of Health and Human Services）建議每週進行 2 到 3 次，每次持續 30 到 45 分鐘。雖然高強度間歇性訓練效果顯著，但要注意不要運動過度。訓練時間過長可能會阻礙新陳代謝——這不是任何人想要發生的事。就像生活中的大多數事情一樣，適度執行訓練才是關鍵。

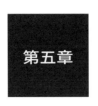

第五章

第三週：轉變

　　經過兩週的新飲食和運動方式，你現在站在轉變的起跑線上。第三週非常關鍵：身體已經努力適應和調整，準備邁向提升並維持代謝靈活，以及減重的路上了。你已經體驗 5：2 斷食法，本週要回到第一週的限時進食法。

　　身體需要持續挑戰自己，當碳水化合物作為可用的燃料能源時，燃燒碳水化合物；當碳水化合物已經用盡且不再可用時，轉為燃燒脂肪。既然你的身體已經熟悉斷食，本週我們要提高標準，微幅調整進食和斷食期間，讓身體在指定時間內，更有效燃燒可用的燃料。

指南

　　這星期要進行限時進食法的間歇性斷食，也是本週成功的關鍵所在。

1. **進食時程**：你有連續 8 小時的時間（進食期間），攝取當天所有含有熱量的食物和飲品，接下來的 16 小時是你的斷食時間。在斷食時，你可以盡量飲用無熱量飲品，但如果想要攝取咖啡或茶，要確保熱量不會超過 50 卡。你可以自行決定你想要執行進食和斷食時間，但建議最佳進食時間為中午 12 點至晚上 8 點，斷食時間為晚上 8 點至隔日中午 12 點。

2. **水分**：務必在每餐之前飲用一杯水（約 240 毫升）。你可以在進食中或進食之後喝水，但是在進食之前，一定要喝一杯水。

3. **蔬果**：可以吃冷凍或新鮮蔬果。也可以吃罐頭裝，但這是最後的選擇，因為罐裝蔬果含有大量鹽分或其他防腐劑。如果可以，蔬果盡量不要調味；如果你是吃罐裝蔬果，請確認為低鈉（每份不超過 140 毫克）。

4. **酒精飲品**：本週你可以喝酒，但記得你正在減重和改善代謝靈活，如果喝太多，就比較難達到目標，可以喝低碳水的酒精飲料。本週第一至第七天都可以喝酒，但是一天只能喝一杯，也可以喝低熱量的啤酒或調酒。下表列出酒精和調酒飲品以及可攝取的份量：

酒精飲品	可攝取份量
琴酒	1.5 盎司（44 毫升）
低熱量啤酒	12 盎司（355 毫升）
紅酒	5 盎司（148 毫升）
龍舌蘭	1.5 盎司（44 毫升）
伏特加	1.5 盎司（44 毫升）
威士忌	1.5 盎司（44 毫升）
白酒	5 盎司（148 毫升）
調酒飲品	**可攝取份量**
低熱量汽水	1/2 杯
氣泡水	無限制
無糖通寧水	無限制

5. **汽水**：不能飲用一般汽水或低熱量汽水，這非常重要。如果你習慣喝汽水，試著從你的飲食清單中移除吧。若是做不到，那攝取量至少減半。除了一個例外，就是把低熱量的汽水作為調酒的基底（參考酒精指南表格）。

6. **糖**：不能食用白糖或蔗糖，但是可以攝取有機甜菊液提煉物、有機羅漢果提煉物、純天然蜂蜜、野生蜂蜜、菊薯糖漿，或有機赤藻糖醇等甜味劑（請注意不要過量食用赤藻糖醇，可能會引起腹瀉）。

7. **糖漿**：可以食用無糖或沒有添加糖分的果漿，如果可以找到有機糖漿的話那更好。

8. **咖啡**：斷食期間可以喝咖啡，但是要注意熱量，不可攝取超過 50 卡，如果加了奶精或糖就會超標。在你生酮飲食期間（低碳水日），也要注意咖啡裡面加了什麼，因為當天不可以攝取超過 50 克的碳水化合物。有些咖啡含有許多碳水，可能喝一杯就超標了，或者是攝取碳水化合物一整天下來就會超標。

9. **替換餐點**：計畫裡可能有你不喜歡吃或者無法取得的食材，不要擔心，只要在相同的類別（早餐、午餐、晚餐、第一餐、第二餐）和相同類型的日子（每餐 500 卡或更少、碳水日等）中替換餐點即可。例如當天是生酮日，那麼你可以將其中一餐與另一個生酮日交換，但不能跟碳水日交換。如果當天是攝取 500 卡或更少卡路里的斷食日，那你可以和同一週或其他週的相同類型日交換，但是不能和正常進食日交換。

10. **刪去餐點**：如果餐點包含你不喜歡或無法取得的食材，或者過敏原，可以隨時刪掉並選擇其他食材和食物。

11. **點心**：盡量攝取列在日常清單或者第十章建議的點心。如果你想要吃的點心不在列表裡，要注意點心的熱量不能超過 150 卡。

12. **運動**：這份運動菜單是專門為了配合斷食和飲食計畫

而設計，請留意指示。你可以在第十一章中找到這些
運動的範例。

每日飲食計畫

第一天（碳水日）	
早餐	以下選擇一種： • 2 杯燕麥、玉米片或美國即溶燕麥，搭配 1 片培根 • 2 杯無糖穀物麥片加牛奶，搭配 1 片水果或 1/2 杯的莓果
午餐	以下選擇一種： • 1 杯湯，例如義大利蔬菜濃湯、雞湯、番茄湯、南瓜湯、雜燴湯或蛤蜊巧達湯，搭配小份綠色田園沙拉 • 火雞肉、雞肉或火腿三明治，選擇你喜歡的麵包，裡面搭配萵苣、番茄、起司，加上 1 湯匙你喜歡的醬料
晚餐	以下選擇一種： • 2 杯煮熟的義大利麵，加上 3 顆大小約 2.5 公分的肉丸子，淋上義大利番茄醬 • 6 盎司（約 170 克）的雞肉，搭配 2 份你喜歡的蔬菜
點心	選擇兩種，任何時候都可以吃，但不要連續吃完兩種，也不要在正餐前後 1 小時吃點心。 • 鷹嘴豆沙拉：1/4 杯鷹嘴豆，淋上 1 湯匙切碎青蔥，擠上檸檬汁，1/4 杯的切丁番茄 • 1 盎司（約 28 克）切達起司，搭配 4 到 5 顆小胡蘿蔔 • 25 顆油炸花生 • 3 湯匙無鹽烤大豆 • 2 勺雪酪
運動	早上或下午任一時段做 20 分鐘的高強度間歇性訓練，且在運動後 1 小時內攝取至少 20 克蛋白質和 15 克碳水。

第二天（碳水日）	
早餐	以下選擇一種： • 2 片煎餅（不大於 15 公分），搭配 1 片火雞或豬肉培根 • 8 盎司（約 225 克）優格，搭配小顆藍莓、玉米、胡蘿蔔、麥麩或香蕉瑪芬
午餐	以下選擇一種： • 大份綠蔬菜沙拉：2 杯綠蔬菜，如有需要可以搭配 3 盎司（約 85 克）雞肉、火腿或魚肉，淋醬不超過 2 湯匙，可另外加上 5 顆橄欖、8 顆切半櫻桃番茄、2 湯匙你喜歡的堅果或種子、8 片薄片小黃瓜、3 湯匙切碎起司以及 4 顆切半的草莓 • 2 片起司、墨西哥辣椒、蔬菜或臘腸披薩（大小不超過 12×15 公分），搭配小份綠色田園沙拉
晚餐	以下選擇一種： • 牛排沙拉：6 盎司（約 170 克）薄切牛排，加上 2 杯芝麻葉、羽衣甘藍或菠菜，1 顆切瓣李子番茄、1/2 份切片紅椒、1/3 杯切片鳳梨、1 湯匙新鮮萊姆汁 • 1 杯義大利麵，加上雞肉或魚肉，搭配蔬菜，淋上檸檬白酒或番茄醬汁
點心	選擇兩種，任何時候都可以吃，但不要連續吃完兩種，也不要在正餐前後 1 小時吃點心。 • 羽衣甘藍沙拉：1 杯切碎羽衣甘藍，淋上 1 茶匙蜂蜜及 1 湯匙的巴薩米克醋 • 小黃瓜三明治：1/2 個英式瑪芬，搭配 2 湯匙茅屋起司和 3 片小黃瓜 • 10 顆熟淡菜 • 3 盎司（約 85 克）罐頭鮪魚 • 1/2 盎司（約 14 克）黑巧克力塊，搭配 2 茶匙有機花生醬
運動	• 早上：20 分鐘空腹（運動前不要進食）低強度有氧運動，運動前、運動後至少 2 小時內都不要進食。 • 下午：20 分鐘低強度有氧運動，運動後至少 1 小時內不要進食。

第三天	
早餐	以下選擇一種： • 墨西哥捲餅碗（參考第 124 頁食譜） • 2 杯培根蛋（參考第 122 頁食譜）
午餐	以下選擇一種： • 雞肉美乃滋沙拉：雞肉、酪梨、小黃瓜、美乃滋、洋蔥、番茄 • 考柏沙拉：2 杯綠色蔬菜、2 顆切片水煮蛋、切片烤番薯、切片酪梨、切片小黃瓜、切瓣櫻桃番加、烤杏仁果
晚餐	以下選擇一種： • 柑橘蝦能量碗：2 杯迷你菠菜或芝麻葉、柑橘醬烤蝦、紅洋蔥、切瓣櫻桃番茄、切片酪梨、1/2 杯煮熟糙米 • 3 塊羊排，搭配奶油菠菜或蘆筍
點心	選擇兩種，任何時候都可以吃，但不要連續吃完兩種，也不要在正餐前後 1 小時吃點心。 • 市售酪梨片或脆片（每份 150 卡） • 2 份漢堡脂肪炸彈（參考第 190 頁食譜） • 市售生酮冰淇淋（每份 150 卡） • 市售起司泡芙（適合生酮飲食，每份 150 卡） • 培根酪梨醬炸彈（參考第 180 頁食譜）
運動	休息日。如果你想要運動，可以進行 15 至 20 分鐘的低強度有氧。這是額外的運動，可以幫助你更快達到目標。

※ 1 杯的容量大約是 8 盎司（240 毫升或是 225 克）
　1 茶匙的容量大約是 5 毫升（約 5 克）
　1 湯匙的容量大約是 15 毫升（約 15 克）
　1 球的容量大約是 120 毫升（1/2 杯）
　其他單位請見附錄的換算表

第四天	
早餐	以下選擇一種： • 火腿起司煎蛋捲（參考第 125 頁食譜） • 2 片杏仁粉製的餅乾，搭配 3 湯匙香腸肉醬
午餐	以下選擇一種： • 夏威夷波奇能量碗（參考第 176 頁食譜） • 1 杯炒雞肉搭配 1/2 杯糙米
晚餐	以下選擇一種： • 6 盎司（約 170 克）智利鱸魚以味噌醬、奶油醬烹調，搭配櫛瓜 • 蒜味奶油煎牛排，搭配蘑菇以及 1/2 杯白花椰菜飯
點心	選擇兩種，任何時候都可以吃，但不要連續吃完兩種，也不要在正餐前後 1 小時吃點心。 • 小黃瓜壽司 • 餅乾脂肪炸彈（參考第 185 頁食譜） • 培根裹蘆筍（參考第 183 頁食譜） • 低碳巧克力餅乾（參考第 184 頁食譜） • 1 顆水煮蛋
運動	• 早上：20 分鐘空腹（運動前不要進食）低強度有氧運動，運動前、運動後至少 2 小時內不要進食。 • 下午：15 分鐘高強度間歇性訓練，運動後至少 1 小時內不要進食。

第五天	
早餐	以下選擇一種： • 奶油炒蛋搭配生菜，鋪上 1/4 顆切片酪梨 • 甜椒鑲起司，搭配 1 顆蛋
午餐	以下選擇一種： • 5 盎司（約 140 克）無麵包（夾生菜葉或其他蔬菜）草飼牛漢堡，搭配切片番茄和小份綠色田園沙拉（芝麻葉、羽衣甘藍或菠菜） 蛋沙拉 1 2 顆小熟蛋、1/4 條切碎片菜梗、1/2 茶匙蒔蘿、1/4 顆切碎黃洋蔥、1/2 茶匙黃芥末、2 湯匙美乃滋
晚餐	以下選擇一種： • 雞胸肉搭配碎花椰菜和青豆 • 1 份火烤或乾煎豬排，1 杯煮熟的綠花椰菜
點心	選擇兩種，任何時候都可以吃，但不要連續吃完兩種，也不要在正餐前後 1 小時吃點心。 • 胡蘿蔔棒和酪梨醬 • 火腿起司煎蛋捲（參考第 125 頁食譜） • 培根酪梨炸彈（參考第 182 頁食譜） • 3/4 杯烤球芽甘藍，撒上一撮鹽和特級初榨橄欖油 • 甜椒鑲肉（參考第 188 頁食譜）
運動	早上或下午任一時段做 20 分鐘阻力訓練，運動後 1 小時內攝取至少 20 克蛋白質和 15 克碳水。

	第六天
早餐	以下選擇一種： • 1 顆酪梨烤蛋（參考第 126 頁食譜） • 2 片約 15 公分大小的煎餅（以全麥或杏仁粉和杏仁牛奶製作），搭配 2 片培根
午餐	以下選擇一種： • 鮭魚酪梨能量碗（參考第 170 頁食譜） • 大蒜蝦凱薩沙拉（3 至 5 隻大蒜蝦加至正常份量的凱薩沙拉）
晚餐	以下選擇一種： • 6 盎司（約 170 克）烤帶魚（或其他你喜歡的魚），以檸檬奶油洋蔥醬調味，搭配奶油菠菜或花椰菜 • 6 盎司側腹牛排（即法蘭克牛排，或你喜歡的部位），搭配喜歡的醃料以及炒洋蔥
點心	選擇兩種，任何時候都可以吃，但不要連續吃完兩種，也不要在正餐前後 1 小時吃點心。 • 市售生酮墨西哥餅（每份 100 卡），搭配 2 湯匙酪梨醬 • 8 至 10 片櫛瓜脆片 • 3 盎司（約 85 克）切達起司脆餅，市售或自製：切達起司薄切放在烘焙紙上，以 190℃烘烤至酥脆 • 1/2 顆酪梨填入 3 盎司（約 85 克）鮪魚或鮭魚 • 市售生酮巧克力棒（每份 150 卡）
運動	早上做 20 分鐘空腹（運動前不要進食）低強度有氧運動，運動前、運動後至少 2 小時內不要進食。

第七天	
早餐	以下選擇一種： • 2 顆奶油炒蛋，可以搭配起司，以及 2 片培根 • 8 盎司（約 225 克）全脂優格，搭配 2 湯匙生酮麥片（市售或自製）
午餐	以下選擇一種： • 墨西哥雞肉能量碗（參考第 174 頁食譜） • 無麵包（夾生菜葉或其他蔬菜）草飼牛漢堡搭配酪梨醬、番茄，1 份羽衣甘藍沙拉
晚餐	以下選擇一種： • 1 大隻龍蝦尾搭配奶油醬 • 6 盎司（約 170 克）肯瓊醬（Cajun）雞胸肉搭配球芽甘藍
點心	選擇兩種，任何時候都可以吃，但不要連續吃完兩種，也不要在正餐前後 1 小時吃點心。 • 市售牛肉乾（每份 150 卡） • 0.4 盎司（約 11 克）市售熟成切達起司 • 火腿起司煎蛋捲（參考第 125 頁食譜） • 市售生酮布朗尼（每份 150 卡） • BLT 生菜捲：一大片蘿蔓生菜葉包 2 片培根、2 片番茄、1 湯匙切絲起司
運動	休息日。如果你想要運動，可以進行 15 至 20 分鐘的低強度有氧。這是額外的運動，可以幫助你更快達到目標。

＼本週祕密／

斷食期好朋友：水、茶、咖啡

　　間歇性斷食的好處有廣泛的研究和紀錄，全球有數百萬人採用這種飲食策略也相當成功。對許多人來說，要成功實施這種策略可能有點挑戰性，但付出的努力可以帶來豐厚的回報。

　　斷食期間有很多技巧可以幫助你調整飲食，但喝的飲料可能是最容易達成的。斷食期喝水、茶和咖啡是非常好的選擇，其原因有三：

1. 這些飲品熱量很低，黑咖啡熱量不超過 5 卡，茶的熱量不超過 2 卡，水則是沒有熱量。在斷食期間要注意不能攝取過多熱量，因為會影響到你生酮狀態，阻礙身體燃燒脂肪。

2. 這些飲品可以幫助大腦觸發飽足的訊號，減少飢餓感和進食的衝動。減重的最大目標之一，也是成功的途徑，就是攝取更少的熱量並感到飽足。

3. 攝取充足水分非常重要。我們身體有 70％ 是水，一整天下來，甚至在深夜，我們都不斷在流失水分——無論是以液體形式或是呼氣。如果身體要保持最佳狀態，就需要補充流失的水

分——在斷食期間就更需要了。

當你不攝取任何熱量時，至少要補充水分。這就是為什麼不添加任何成分（奶油或糖）的水、茶和咖啡在斷食日是你最好的朋友。

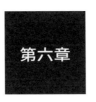

第四週：節奏

現在已經完成前三週的計劃了，首先要做的就是恭喜你自己，這非常值得慶祝！此外，你應該已經注意到無論是你的外貌、衣服的合身度、體力或是耐力都有顯著的變化。你已經進入了一種節奏，也希望能夠保持下去，接下來將帶來更多的成果，讓自己更接近目標。

本週你將繼續上週的限時進食法，規則沒有太多變化，只是有一些不同的飲食選擇。第四週與上週的飲食計畫非常相似，目的是讓你維持在同一種節奏。

適應節奏非常有幫助，因為你越來越熟悉彈性斷食燃脂計畫，實行起來應該會更容易。上週需要仔細考慮的事情，現在幾乎會成為你的本能反應，你的身體將更能接受運動的挑戰，因為身體已經「見多識廣」。

本週的心態非常重要。當你開始進入計畫的下半場，需

要集中精神，堅定信念，充滿自信、決心和活力，這些都是關鍵，會放大成果，讓你更接近成功。

指南

　　這星期要進行限時進食法的間歇性斷食，也是本週成功的關鍵所在。

1. **進食時程**：你有連續 8 小時的時間（進食期間），攝取當天所有含有熱量的食物和飲品，接下來的 16 小時是你的斷食時間。在斷食時，你可以盡量飲用無熱量飲品，但如果想要攝取咖啡或茶，要確保熱量不會超過 50 卡。你可以自行決定你想要執行進食和斷食時間，但建議最佳進食時間為中午 12 點至晚上 8 點，斷食時間為晚上 8 點至隔日中午 12 點。

2. **水分**：務必在每餐之前飲用一杯水（約 240 毫升）。你可以在進食中或進食之後喝水，但是在進食之前，一定要喝一杯水。

3. **蔬果**：可以吃冷凍或新鮮蔬果。也可以吃罐頭裝，但這是最後的選擇，因為罐裝蔬果含有大量鹽分或其他防腐劑。如果可以，蔬果盡量不要調味。如果你是吃罐裝蔬果，請確認為低鈉（每份不超過 140 毫克）。

4. **酒精飲品**：本週可以喝酒，但記得你正在減重和改善代謝靈活。如果喝太多，就會比較難達到目標，可

以喝低碳水的酒精飲料。本週第一至第七天都可以喝
酒，但是一天只能喝一杯，也可以喝低熱量的啤酒或
調酒。下表列出酒精和調酒飲品以及可攝取的份量：

酒精飲品	可攝取份量
琴酒	1.5 盎司（44 毫升）
低熱量啤酒	12 盎司（355 毫升）
紅酒	5 盎司（148 毫升）
龍舌蘭	1.5 盎司（44 毫升）
伏特加	1.5 盎司（44 毫升）
威士忌	1.5 盎司（44 毫升）
白酒	5 盎司（148 毫升）
調酒飲品	**可攝取份量**
低熱量汽水	1/2 杯
氣泡水	無限制
無糖通寧水	無限制

5. 汽水：不能飲用一般汽水或低熱量汽水，這非常重
   要。如果你習慣喝汽水，試著從你的飲食清單中移除
   吧。若是做不到，那攝取量至少減半。除了一個例
   外，就是把低熱量的汽水作為調酒的基底（參考酒精
   指南表格）。

6. **糖**：不能食用白糖或蔗糖，但是可以攝取有機甜菊液提煉物、有機羅漢果提煉物、純天然蜂蜜、野生蜂蜜、菊薯糖漿，或有機赤藻糖醇等甜味劑（請注意不要過量食用赤藻糖醇，可能會引起腹瀉）。

7. **糖漿**：可以食用無糖或沒有添加糖分的果漿，如果可以找到有機糖漿的話那更好。

8. **咖啡**：斷食期間可以喝咖啡，但是要注意熱量，不可攝取超過 50 卡，如果加了奶精或糖就會超標。在你生酮飲食期間（低碳水日），也要注意咖啡裡面加了什麼，因為當天不可以攝取超過 50 克的碳水化合物。有些咖啡含有許多碳水，可能喝一杯就超標了，或者是攝取碳水化合物一整天下來就會超標。

9. **替換餐點**：計畫裡可能有你不喜歡吃或者無法取得的食材。不要擔心。只要在相同的類別（早餐、午餐、晚餐、第一餐、第二餐）和相同類型的日子（每餐 500 卡或更少、碳水日等）中替換餐點即可。例如當天是生酮日，那麼你可以將其中一餐與另一個生酮日交換，但不能跟碳水日交換。如果當天是攝取 500 卡或更少卡路里的斷食日，那你可以和同一週或其他週的相同類型日交換，但是不能和正常進食日交換。

10. **刪去餐點**：如果餐點包含你不喜歡或無法取得的食材，或者過敏原，可以隨時刪掉並選擇其他食材和食物。

11. **點心**：盡量攝取列在日常清單或者第十章建議的點心。如果你想要吃的點心不在列表裡，要注意點心的熱量不能超過 150 卡。

12. **運動**：這份運動菜單是專門為了配合斷食和飲食計畫而設計，請留意指示。你可以在第十一章中找到這些運動的範例。

每日飲食計畫

	第一天（碳水日）
早餐	以下選擇一種： • 2 片煎餅搭配 2 片培根（牛肉或豬肉），1/2 杯水果 • 2 顆炒蛋搭配起司和蔬菜
午餐	以下選擇一種： • 2 片披薩（約 12×15 公分大小），搭配小份綠色田園沙拉 • 1 又 1/2 杯湯，例如番茄湯、洋蔥湯、蘑菇湯、雞湯、豆子湯或蔬菜濃湯
晚餐	以下選擇一種： • 雞肉或火雞肉餡派 • 義大利千層麵（有肉或者無肉皆可，約 5×10×7 公分大小），搭配小份綠色田園沙拉
點心	選擇兩種，任何時候都可以吃，但不要連續吃完兩種，也不要在正餐前後 1 小時吃點心。 • 3 片天然果汁浸泡鳳梨圈 • 2 杯切塊西瓜 • 4 至 5 根蔬菜棒，搭配 1 盎司（約 28 克）鮮奶油起司 • 1 杯花椰菜搭配 2 湯匙鷹嘴豆泥 • 9 至 12 顆巧克力杏仁果

運動	早上或下午任一時段做 20 分鐘的阻力訓練或是 20 分鐘的高強度間歇性訓練，且在運動後 1 小時內攝取至少 20 克蛋白質和 15 克碳水。
第二天（碳水日）	
早餐	以下選擇一種： • 1 片約 15 至 17 公分大小的鬆餅，搭配 2 片培根和 1/2 杯莓果 • 2 份煎蛋捲，搭配蔬菜和 1 盎司（約 28 克）起司
午餐	以下選擇一種： • 火烤起司三明治搭配薯條 • 大份沙拉：3 杯你喜歡的蔬菜，2 至 3 湯匙你喜歡的醬料，可另外加上蘑菇、甜菜根、小黃瓜、米飯、葵花籽和羅勒
晚餐	以下選擇一種： • 大份豬排（盤煎或火烤）搭配蜂蜜烤胡蘿蔔 • 2 杯義大利麵，搭配你喜歡的蔬菜和蛋白質（雞肉、蝦子或海鮮）
點心	選擇兩種，任何時候都可以吃，但不要連續吃完兩種，也不要在正餐前後 1 小時吃點心。 • 1/2 杯烤帶殼南瓜籽 • 1/2 杯去殼開心果 • 1/2 杯無鹽茅屋起司，搭配 1 湯匙杏仁奶油 • 9 至 10 顆黑橄欖 • 1/2 杯葡萄乾麥片（不加牛奶）
運動	• 早上：20 分鐘空腹（運動前不要進食）低強度有氧運動，運動前、運動後至少 2 小時內都不要進食。 • 下午：20 分鐘低強度有氧性運動，運動後至少 1 小時內不要進食。

※ 1 杯的容量大約是 8 盎司（240 毫升或是 225 克）
　 1 茶匙的容量大約是 5 毫升（約 5 克）
　 1 湯匙的容量大約是 15 毫升（約 15 克）
　 1 球的容量大約是 120 毫升（1/2 杯）
　 其他單位請見附錄的換算表

第三天	
早餐	以下選擇一種： • 8 盎司（約 225 克）藍莓或草莓全脂優格，搭配生酮麥片 • 2 顆蘑菇煎蛋捲，搭配 1 片培根
午餐	以下選擇一種： • 墨西哥雞肉能量碗（參考第 174 頁食譜） • 牛排能量碗：6 盎司（約 170 克）牛排放入碗內，搭配切塊酪梨、莎莎醬、白花椰菜飯、櫻桃番茄和切絲起司
晚餐	以下選擇一種： • 3 至 4 塊約 5 公分大小的煎蟹肉餅，搭配蜂蜜芥末醬和炒蘑菇 • 凱薩沙拉：包含 6 盎司去皮雞胸肉、1 片培根切丁、2 杯蘿蔓生菜、2 湯匙凱薩沙拉醬或你喜歡的醬料
點心	選擇兩種，任何時候都可以吃，但不要連續吃完兩種，也不要在正餐前後 1 小時吃點心。 • 1 盎司（約 28 克）市售甘藍脆片 • 市售杏仁醬生酮杯（每份 150 卡） • 餅乾脂肪炸彈（參考第 185 頁食譜） • 1 又 1/2 杯爆米花 • 酪梨脆片（參考第 186 頁食譜）
運動	休息日。如果你想要運動，可以進行 15 至 20 分鐘的低強度有氧。這是額外的運動，可以幫助你更快達到目標。

第四天	
早餐	以下選擇一種： • 紅椒鑲炒蛋和起司 • 12 盎司（約 340 克）果昔（參考第九章食譜）
午餐	以下選擇一種： • 佛陀能量碗（參考第 167 頁食譜） • 墨西哥捲餅沙拉：4 盎司（約 113 克）熟碎牛肉，1 湯匙塔可醬、2 杯綠蔬菜、1/3 杯切絲起司、1/4 顆酪梨、1/4 杯切丁紅椒、3 湯匙酸奶油
晚餐	以下選擇一種： • 1/4 片嫩豬排搭配烤蘆筍，淋上照燒醬或醬油 • 獵人醬牛排佐白花椰菜飯（參考第 164 頁食譜）
點心	選擇兩種，任何時候都可以吃，但不要連續吃完兩種，也不要在正餐前後 1 小時吃點心。 • 培根酪梨炸彈（參考第 182 頁食譜） • 市售生酮玉米片（每份 100 卡）和 2 湯匙酪梨醬 • 1 盎司（約 28 克）市售生酮薯片 • 1/4 杯肉桂烤南瓜籽：小碗內裝進 1 盎司（約 28 克）南瓜籽、1 湯匙特級初榨橄欖油、1/2 茶匙肉桂粉。放在烘焙紙上，以 160℃烘烤 35 分鐘
運動	• 早上：20 分鐘空腹（運動前不要進食）低強度有氧運動，運動前、運動後至少 2 小時內不要進食。 • 下午：15 分鐘低強度有氧運動，運動後至少 1 小時內不要進食。

第五天	
早餐	以下選擇一種： • 3 根香腸（長度約 7 至 10 公分），1 杯盤煎蔬菜 • 生酮藍莓瑪芬（碳水少於 6 克）和 6 盎司（約 170 克）全脂優格
午餐	以下選擇一種： • 肉丸子能量碗（參考第 172 頁食譜） • 鮪魚沙拉，含番茄、酪梨和夏威夷豆
晚餐	以下選擇一種： • 6 盎司牛排（你喜歡的部位），搭配奶油菠菜、烤蘆筍或花椰菜 • 6 盎司魚肉（火烤或盤煎），搭配奶油菠菜、烤蘆筍或花椰菜
點心	選擇兩種，任何時候都可以吃，但不要連續吃完兩種，也不要在正餐前後 1 小時吃點心。 • 3 顆藍起司杏桃：將杏桃剖半去核。小碗內放入 1/3 杯碎藍起司、1/8 茶匙鹽、2 茶匙初榨橄欖油。將餡料填入杏桃並放在烘焙紙上，以 190℃ 烘烤 2 至 3 分鐘 • 市售無糖原味牛肉乾（每份 150 卡） • 市售生酮花生醬餅乾（每份 150 卡） • 10 片有機海苔
運動	早上或下午任一時段做 20 分鐘高強度間歇訓練，運動後 1 小時內攝取至少 20 克蛋白質和 15 克碳水。

第六天	
早餐	以下選擇一種： • 酪梨能量碗：1/2 顆酪梨、1 杯切碎萵苣、1 小顆去皮細絲甜菜根、1 小根去皮細絲胡蘿蔔、1 杯小黃瓜、半顆新鮮檸檬汁、海鹽、黑胡椒、1 湯匙芝麻醬 • 12 盎司（約 340 克）果昔（參考第九章食譜）
午餐	以下選擇一種： • 煎絞肉散蛋（參考第 153 頁食譜） • 5 盎司（約 140 克）無麵包（夾生菜葉或其他蔬菜）牛肉堡，搭配番茄、起司和萵苣
晚餐	以下選擇一種： • 煎雞胸肉搭配花椰菜和青豆 • 煎雞肉、花椰菜、蘑菇和甜椒（可加上沙嗲或花生醬）
點心	選擇兩種，任何時候都可以吃，但不要連續吃完兩種，也不要在正餐前後 1 小時吃點心。 • 市售酮蛋白質營養棒（每份 150 卡） • 市售生酮墨西哥玉米片（每份 150 卡） • 鮭魚小黃瓜：5 片小黃瓜抹上鮮奶油，放上煙燻鮭魚、胡椒、鹽和切碎細香蔥 • 1 顆水煮蛋 • 3/4 杯烤球芽甘藍
運動	早上做 20 分鐘空腹（運動前不要進食）低強度有氧運動，運動前、運動後至少 2 小時內不要進食。

第七天	
早餐	以下選擇一種： • 培根櫛瓜起司無麵皮鹹派（參考第 118 頁食譜） • 起司、火腿、蛋，不加麵包
午餐	以下選擇一種： • 夏威夷波奇能量碗（參考第 176 頁食譜） • 5 盎司（約 140 克）無麵包（夾生菜葉或其他蔬菜）雞肉或火雞肉堡，搭配萵苣、番茄、起司和 1/2 杯湯（不加奶油、馬鈴薯或豆類）
晚餐	以下選擇一種： • 奶油蒜蝦櫛瓜麵（參考第 152 頁食譜） • 3 塊小羊排，搭配烤球芽甘藍或青豆
點心	選擇兩種，任何時候都可以吃，但不要連續吃完兩種，也不要在正餐前後 1 小時吃點心。 • 10 片起司脆餅（市售或自製，每份 150 卡） • 市售生酮布朗尼（每份 150 卡） • 2 杯生酮爆米花 • 市售切達起司風味杏仁餅乾（每份 150 卡） • 市售生酮花生醬餅乾（每份 150 卡）
運動	休息日。如果你想要運動，可以進行 15 至 20 分鐘的低強度有氧。這是額外的運動，可以幫助你更快達到目標。

＼本週祕密／

─── 吃之前，先吃一點 ───

無論你用什麼飲食方法在減重，要記得一個簡單的生理原則，攝取的熱量多於消耗的，體重就會增加。其他的因素，像是運動或進食時間對減重也會有影響，但是盡可能地消耗熱量，對你來說絕對是優勢。

避免自己過度進食的一個絕佳技巧：「吃之前，先吃一點」——就是字面上的意思。賓州大學進行一項有趣的研究，即觀察受試者在吃正餐之前先喝湯，是否影響正餐實際攝取的熱量[6]。其中一群受試者在用餐前有 12 分鐘的時間喝一碗湯，另一組在餐前 12 分鐘則不吃任何東西，而是請他們靜靜地閱讀雜誌。

12 分鐘後，兩組受試者用 3 分鐘評估自己的飢餓感和飽足感，接著開始吃自己喜歡的主食或飲料。果不其然，研究發現在餐前喝湯的受試者，評估的飢餓感較低，且在正餐時攝取的熱量也較低。把這個技巧收進你的錦囊，大膽地這麼做吧。

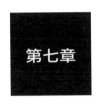

第五週：邁進

　　就快抵達終點了！本週我們可以回顧並反思前四週經歷的挑戰和成功，從中學到不同的教訓，在接下來的旅途裡都可以派上用場。如果你曾經懷疑自己，告訴自己你已經不是新手了，讀到這邊的你代表你已經走過四週，現在該是全速前進的時候了。

　　本週要遵循第二週的 5：2 斷食法。你之前已經經歷一次了，本週應該沒有什麼意外。接下來的 14 天是成功的關鍵時刻。現在不是暫停腳步或回頭的時候，運用你累積至今的動力，推動自己繼續往終點線邁進。

指南

　　這星期要進行 5：2 斷食法，所以要謹記並做好迎接斷食日的準備。兩天的低熱量日之間要有間隔，這樣你就不必連續兩天忍受斷食。

1. **進食時程：** 你有五天的正常飲食日和兩天的低熱量飲食日（斷食）。不要隨意交換這兩天斷食日，這個安排是有充分原因的。強烈建議你在斷食日時不要匆忙進食，在比較輕鬆的環境坐下來，花時間好好品嘗。

2. **水分：** 務必在每餐之前飲用一杯水（約 240 毫升）。你可以在進食中或進食之後喝水，但是在進食之前，一定要喝一杯水。

3. **蔬果：** 可以吃冷凍或新鮮蔬果，也可以吃罐頭裝，但這是最後的選擇，因為罐裝蔬果含有大量鹽分或其他防腐劑。如果可以，蔬果盡量不要調味；如果你是吃罐裝蔬果，請確認為低鈉（每份不超過 140 毫克）。

4. **酒精飲品：** 本週你可以喝酒，但是記得你正在減重和改善代謝靈活。如果喝太多，就比較難達到目標，可以喝低碳水的酒精飲料。且在本週第一、二、四、六和七天都可以喝酒，但是一天只能喝一杯，也可以喝低熱量的啤酒或調酒。下表列出酒精和調酒飲品以及可攝取的份量：

酒精飲品	可攝取份量
琴酒	1.5 盎司（44 毫升）
低熱量啤酒	12 盎司（355 毫升）
紅酒	5 盎司（148 毫升）
龍舌蘭	1.5 盎司（44 毫升）
伏特加	1.5 盎司（44 毫升）
威士忌	1.5 盎司（44 毫升）
白酒	5 盎司（148 毫升）
調酒飲品	**可攝取份量**
低熱量汽水	1/2 杯
氣泡水	無限制
無糖通寧水	無限制

5. **汽水**：不能飲用一般汽水或低熱量汽水，這非常重要。如果你習慣喝汽水，試著從你的飲食清單中移除吧。若是做不到，那攝取量至少減半。除了一個例外，就是把低熱量的汽水作為調酒的基底（參考酒精指南表格）。

6. **糖**：不能食用白糖或蔗糖，但是可以攝取有機甜菊液提煉物、有機羅漢果提煉物、純天然蜂蜜、野生蜂蜜、菊薯糖漿，或有機赤藻糖醇等甜味劑（請注意不要過量食用赤藻糖醇，可能會引起腹瀉）。

7. **糖漿**：可以食用無糖或沒有添加糖分的果漿，如果可以找到有機糖漿的話那更好。

8. **咖啡**：斷食期間可以喝咖啡，但是要注意熱量，不可以攝取超過 50 卡，如果加了奶精或糖就會超標。在你生酮飲食期間（低碳水日），也要注意咖啡裡面加了什麼，因為當天不可以攝取超過 50 克的碳水化合物。有些咖啡含有許多碳水，可能喝一杯就超標了，或者是攝取碳水化合物一整天下來就會超標。

9. **替換餐點**：計畫裡可能有你不喜歡吃或者無法取得的食材。不要擔心。只要在相同的類別（早餐、午餐、晚餐、第一餐、第二餐）和相同類型的日子（每餐 500 卡或更少、碳水日等）中替換餐點即可。

10. **刪去餐點**：如果餐點包含你不喜歡或無法取得的食材，或者過敏原，可以隨時刪掉並選擇其他食材和食物。

11. **點心**：盡量攝取列在日常清單或者第十章建議的點心。如果你想要吃的點心不在列表裡，要注意點心的熱量不能超過 150 卡。

12. **運動**：這份運動菜單是專門為了配合斷食和飲食計畫而設計。請留意指示。你可以在第十一章中找到這些運動的範例。

每日飲食計畫

第一天（碳水日）	
早餐	以下選擇一種： • 1 杯燕麥，玉米片或美國即溶燕麥，搭配 1 片水果 • 果昔或蛋白奶昔（不超過 300 卡）
午餐	以下選擇一種： • 義大利麵和肉丸子（2 杯煮熟的義大利麵加 2 顆肉丸子）搭配番茄醬 • 大份沙拉：包含 3 杯你喜歡的蔬菜，2 至 3 湯匙你喜歡的醬料，可另外加上蘑菇、甜菜根、小黃瓜、米飯、葵花籽和羅勒
晚餐	以下選擇一種： • 蔬菜盤：4 份煮熟或生菜（1 份大約是 1/3 杯煮熟的蔬菜）搭配 1 杯米飯 • 烤雞胸肉搭配馬鈴薯泥和青豆（或其他你喜歡的蔬菜）
點心	選擇兩種，任何時候都可以吃，但不要連續吃完兩種，也不要在正餐前後 1 小時吃點心。 • 5 顆冷凍草莓沾優格（草莓沾上優格後再放置冷凍） • 1 顆中型葡萄柚，撒上 1/2 茶匙的糖（可烘烤） • 2/3 杯甜脆豆和 3 湯匙鷹嘴豆泥 • 小份巧克力布丁（4.5 盎司，約 127 克） • 1 杯葡萄番茄和 6 片全麥餅乾
運動	早上做 20 分鐘的空腹（運動前不要進食）低強度有氧運動，運動前、運動後至少 2 小時內不要進食。

※ 1 杯的容量大約是 8 盎司（240 毫升或是 225 克）
　1 茶匙的容量大約是 5 毫升（約 5 克）
　1 湯匙的容量大約是 15 毫升（約 15 克）
　1 球的容量大約是 120 毫升（1/2 杯）
　其他單位請見附錄的換算表

第二天（碳水日）	
早餐	以下選擇一種： • 1 又 1/2 杯牛奶冷泡麥片（無糖），搭配 1 片水果 • 1 片約 20 公分大小或 2 片約 10 公分大小的鬆餅，搭配 2 片培根（豬肉或火雞肉），1 塊約 7 公分大小的香腸肉餅（可另外加上奶油和糖漿） • 2 顆蛋白以及切丁蔬菜做成的煎蛋捲
午餐	以下選擇一種： • 5 盎司（約 140 克）無麵包（夾生菜葉或其他蔬菜）起司堡搭配薯條 • 2 片起司、義大利臘腸或蔬菜披薩（約 12×15 公分大小）
晚餐	以下選擇一種： • 香料雞腿佐奶油蒜味菠菜（參考第 138 頁食譜） • 2 杯全麥義大利麵，3 盎司（約 85 克）切丁雞肉，搭配番茄和花椰菜
點心	選擇兩種，任何時候都可以吃，但不要連續吃完兩種，也不要在正餐前後 1 小時吃點心。 • 7 片鹽味蘇打餅 • 香辣黑豆：1/4 匙黑豆搭配 1 湯匙莎莎醬和 1 湯匙零脂希臘優格 • 4 盎司（約 113 克）雞胸肉，包在萵苣葉內，淋上蒔蘿芥末醬 • 火雞肉生菜餅：全麥餅皮包 2 片熟火雞胸肉、切片番茄和小黃瓜 • 1 又 1/2 杯米香
運動	• 早上做 20 分鐘的空腹（運動前不要進食）低強度有氧運動，運動前、運動後至少 2 小時內不要進食。

第三天（500 卡斷食日）	
今天你必須攝取 6 至 10 杯零熱量的水，這點非常重要。水裡加一點新鮮檸檬汁，可以長時間抑制食慾。今天只能吃兩餐和一份點心，所以要適當安排整天的進食時間。此外，今天攝取的熱量非常低，所以需要調整身體活動，目標是要訓練身體動用儲存的脂肪以作為能源使用。	

第一餐	以下選擇一種： • 1 份生酮煎餅（參考第 120 頁食譜）搭配 1 片培根 • 1 顆炒蛋搭配起司和 1 片培根 • 8 盎司（約 225 克）全脂優格，搭配草莓和 1 湯匙燕麥
第二餐	以下選擇一種： • 低碳漢堡能量碗（參考第 168 頁食譜） • 1 杯湯，例如雞湯、義大利蔬菜濃湯、番茄湯、花椰菜巧達濃湯、奶油蘑菇湯、奶油蘆筍湯、烤花椰菜或法式洋蔥湯（碳水總含量不超過 12 克），搭配小份綠色田園沙拉 • 1 杯辣肉醬（chili）
點心	選擇一種，任何時候都可以吃，但不要在正餐前後 1 小時吃點心。因為只能吃一份點心，記得適當分配時間。 • 2 份漢堡脂肪炸彈（參考第 190 頁食譜） • 市售生酮冰淇淋（每份 150 卡，每份碳水不超過 3 克） • 3 盎司（約 85 克）切達起司脆餅（市售或自製） • 1/2 顆酪梨填入 3 盎司（約 85 克）鮪魚或鮭魚 • 2 根 0.4 盎司（約 11 克）市售熟成切達起司條
運動	晚上做 20 分鐘低強度有氧運動，且運動後至少 1 小時內不要進食。

第四天	
早餐	以下選擇一種： • 1 份煎蛋餅 • 墨西哥捲餅碗（參考第 124 頁食譜）
午餐	以下選擇一種： • 費城起司牛排碗（參考第 178 頁食譜） • 8 到 10 根迷你炸雞翅或雞腿
晚餐	以下選擇一種： • 杏仁脆皮豬里肌佐墨西哥香辣花椰菜泥（參考第 130 頁食譜） • 6 盎司（約 170 克）火烤或盤煎魚肉，搭配 1 杯青豆和 1/2 杯的白花椰菜飯
點心	選擇兩種，任何時候都可以吃，但不要連續吃完兩種，也不要在正餐前後 1 小時吃點心。 • 25 顆烤花生 • 21 生杏仁果 • BLT 生菜捲：一大片蘿蔓生菜葉包 2 片培根、2 片番茄、1 湯匙切絲起司 • 1 片醃漬小黃瓜裹火雞肉或火腿 • 市售酪梨脆片（每份 150 卡）
運動	早上或下午任一時段做 20 分鐘阻力訓練或 20 分鐘高強度間歇訓練，運動後 1 小時內攝取至少 20 克蛋白質和 15 克碳水。

第五天（500 卡斷食日）	
今天你必須攝取 6 至 10 杯零熱量的水，這點非常重要。水裡加一點新鮮檸檬汁，可以長時間抑制食慾。今天只能吃兩餐和一份點心，所以要適當安排整天的進食時間。此外，今天攝取的熱量非常低，所以需要調整身體活動，目標是要訓練身體動用儲存的脂肪以作為能源使用。	
第一餐	以下選擇一種： • 1 份起司炒蛋 • 1 份 6 盎司（約 170 克）生酮煎餅（參考第 120 頁食譜）和 1 片培根 • 火烤或烘烤雞胸肉，搭配青豆或花椰菜
第二餐	以下選擇一種： • 1 杯湯，例如雞湯、義大利蔬菜濃湯、番茄湯、花椰菜巧達濃湯、奶油蘑菇湯、奶油蘆筍湯、烤花椰菜湯或法式洋蔥湯（碳水總含量不超過 12 克） • 4 盎司（約 113 克）無麵包（夾生菜葉或其他蔬菜）火雞肉堡 • 5 根迷你炸雞翅或雞腿
點心	選擇一種，任何時候都可以吃，但不要在正餐前後 1 小時吃點心。因為只能吃一份點心，記得適當分配時間。 • 17 顆胡桃 • 小黃瓜壽司 • 培根裹蘆筍（參考第 183 頁食譜） • 酪梨脆片（參考第 186 頁食譜） • 市售牛肉乾（每份 150 卡）
運動	• 早上做 20 分鐘阻力訓練，運動後 1 小時內攝取至少 20 克蛋白質和 15 克碳水。 • 下午做 20 分鐘低強度有氧運動，運動後至少 1 小時內不要進食。

第六天	
早餐	以下選擇一種： • 8 盎司（約 225 克）全脂優格，搭配莓果和 2 湯匙燕麥 • 12 盎司（約 340 克）果昔（參考第九章食譜）
午餐	以下選擇一種： • 6 盎司（約 170 克）你喜歡的盤煎魚肉，搭配 1 杯球芽甘藍 • 4 盎司（約 113 克）照燒牛肉，搭配 1 杯白花椰菜飯或烤花椰菜
晚餐	以下選擇一種： • 柑橘味噌烤鮭魚和青豆（參考第 148 頁食譜） • 6 盎司牛排（你喜歡的部位）和青豆
點心	選擇兩種，任何時候都可以吃，但不要連續吃完兩種，也不要在正餐前後 1 小時吃點心。 • 10 片有機海苔 • 市售生酮高蛋白營養棒（每份 150 卡） • 市售火雞肉條（類似牛肉乾的雞肉條，每份 150 卡） • 甜椒鑲肉（參考第 188 頁食譜） • 市售生酮巧克力餅乾（每份 150 卡）
運動	休息日。如果你想要運動，可以進行 15 至 20 分鐘的低強度有氧。這是額外的運動，可以幫助你更快達到目標。

第七天	
早餐	以下選擇一種： • 蟹肉酪梨起司香蔥煎蛋捲（參考第 116 頁食譜） • 地中海煎蛋：以 2 顆蛋、菠菜、番茄、卡拉瑪塔黑橄欖和藍起司製成
午餐	以下選擇一種： • 5 盎司（約 140 克）無麵包（夾生菜葉或其他蔬菜）培根堡，搭配小份綠色田園沙拉 • 6 盎司（約 170 克）魚肉（火烤或盤煎），搭配小份綠色田園沙拉
晚餐	以下選擇一種： • 脆烤白花椰菜排佐櫛瓜泥（參考第 154 頁食譜） • 2 小份盤煎薄切豬排，搭配奶油菠菜
點心	選擇兩種，任何時候都可以吃，但不要連續吃完兩種，也不要在正餐前後 1 小時吃點心。 • 小黃瓜壽司 • 餅乾脂肪炸彈（參考第 185 頁食譜） • 市售無糖牛肉乾（每份 150 卡） • 2 杯生酮爆米花 • 2 根 0.4 盎司（約 11 克）市售熟成切達起司條
運動	休息日。如果你想要運動，可以進行 15 至 20 分鐘的低強度有氧。這是額外的運動，可以幫助你更快達到目標。

＼本週祕密／
減壓，即減亂

　　壓力不是抽象的概念，它是一個具體的現象，對身心健康有具體的影響。科學文獻中有許多研究顯示壓力影響體重增加和減輕。壓力可以對身體的幾乎每個部分產生生理影響，包含各種生理機能甚至細胞過程，即使你遵循飲食和運動計畫，壓力的變化也可能出現讓你體重增加的多種因素，例如對不健康、高熱量食物的渴望，減少身體活動，或是食慾增加、睡眠品質不佳。

　　有一些方法可以減輕壓力，包括冥想、聆聽音樂、閱讀、正念思考、落實更好的時間管理、投入興趣和練習呼吸和放鬆技巧。增加睡眠時間，花更多時間在讓你快樂的事情上，避免過量攝取咖啡因，有助於減輕壓力的焦慮，讓身體可以重新校準和安定下來。

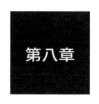

第八章

第六週：輕鬆

你現在處於通往終點線最陡峭的地方。在過去五週，你的努力付出創造了動力，加上你的毅力和興奮（希望有），會在本週末將你推向終點線。但是請記住，完成彈性斷食燃脂計畫不代表一切到此為止，也不代表你完成本週第七大計畫後就可以回到以前的飲食與生活習慣。

本週重要目的之一是將所有積累的知識、經驗和熟悉度整合在一起，讓你養成並維持新的生活方式，讓成效長時間地維持下去。

最後一週要進行先前沒有出現過的斷食法——隔日斷食法。準備好，本週有三天斷食日和四天正常進食日。這方法不容易，但是想想你經歷過的挑戰，應該就能充滿活力，挑戰到最後一刻。

指南

　　這星期要進行隔日斷食法，所以準備好迎接斷食日。本週有三天是 500 卡斷食日，且非連續三天。當這些日子快到時，做好準備，這會是取得成功最重要的一環。

1. **進食時程**：你有四天的正常飲食日和三天的低熱量飲食日（斷食）。不要隨意交換這三天斷食日，這個安排是有充分原因的。強烈建議你在斷食日時不要匆忙進食，在比較輕鬆的環境坐下來，花時間好好品嘗。

2. **水分**：務必在每餐之前飲用一杯水（約 240 毫升）。你可以在進食中或進食之後喝水，但是在進食之前，一定要喝一杯水。

3. **蔬果**：可以吃冷凍或新鮮蔬果。也可以吃罐頭裝，但這是最後的選擇，因為罐裝蔬果含有大量鹽分或其他防腐劑。如果可以，蔬果盡量不要調味。如果你是吃罐裝蔬果，請確認為低鈉（每份不超過 140 毫克）。

4. **酒精飲品**：本週你可以喝酒，但是記得你正在減重和改善代謝靈活。如果喝太多，就比較難達到目標，可以喝低碳水的酒精飲料。在本週第一、三、五和七天都可以喝酒，但是一天只能喝一杯，也可以喝低熱量的啤酒或調酒。如果你想喝酒，盡量控制攝取量，以每週不超過三杯紅酒和三瓶啤酒為主，每天只能喝一種，而且不能累積到一天內喝好幾杯。在三天斷食日

裡不能喝酒，你必須把當天的熱量留給富含營養的正
餐和點心上。下表列出酒精和調酒飲品以及可攝取的
份量：

酒精飲品	可攝取份量
琴酒	1.5 盎司（44 毫升）
低熱量啤酒	12 盎司（355 毫升）
紅酒	5 盎司（148 毫升）
龍舌蘭	1.5 盎司（44 毫升）
伏特加	1.5 盎司（44 毫升）
威士忌	1.5 盎司（44 毫升）
白酒	5 盎司（148 毫升）
調酒飲品	可攝取份量
低熱量汽水	1/2 杯
氣泡水	無限制
無糖通寧水	無限制

5. 汽水：不能飲用一般汽水或低熱量汽水，這非常重
   要。如果你習慣喝汽水，試著從你的飲食清單中移除
   吧。若是做不到，那攝取量至少減半。除了一個例
   外，就是把低熱量的汽水作為調酒的基底（參考酒精
   指南表格）。

6. 糖：不能食用白糖或蔗糖，但是可以攝取有機甜菊液

的提煉物、有機羅漢果提煉物、純天然蜂蜜、野生蜂蜜、菊薯糖漿，或有機赤藻糖醇等甜味劑（請注意不要過量食用赤藻糖醇，可能會引起腹瀉）。

7. **糖漿**：可以食用無糖或沒有添加糖分的果漿，如果可以找到有機糖漿的話那更好。

8. **咖啡**：斷食期間可以喝咖啡，但是要注意熱量，不可以攝取超過 50 卡，如果加了奶精或糖就會超標。在你生酮飲食期間（低碳水日），也要注意咖啡裡面加了什麼，因為當天不可以攝取超過 50 克的碳水化合物。有些咖啡含有許多碳水，可能喝一杯就超標了，或者是攝取碳水化合物一整天下來就會超標。

9. **替換餐點**：計畫裡可能有你不喜歡吃或者無法取得的食材。不要擔心。只要在相同的類別（早餐、午餐、晚餐、第一餐、第二餐）和相同類型的日子（每餐 500 卡或更少、碳水日等）中替換餐點即可。

10. **刪去餐點**：如果餐點包含你不喜歡或無法取得的食材，或者過敏原，可以隨時刪掉並選擇其他食材和食物。

11. **點心**：盡量攝取列在日常清單或者第十章建議的點心。如果你想要吃的點心不在列表裡，要注意點心的熱量不能超過 150 卡。

12. **運動**：這份運動菜單是專門為了配合斷食和飲食計畫而設計。請留意指示。你可以在第十一章中找到這些運動的範例。

每日飲食計畫

第一天（碳水日）	
早餐	以下選擇一種： • 1 片約 20 公分大小的鬆餅，搭配 2 片培根和 1/2 杯莓果 • 2 顆蛋、切丁蔬菜、1 盎司（約 28 克）起司做成煎蛋捲
午餐	以下選擇一種： • 5 盎司（約 140 克）起司漢堡和薯條 • 火雞肉、雞肉或火腿三明治，可另外加上萵苣、起司、番茄，搭配小份綠色田園沙拉
晚餐	以下選擇一種： • 6 盎司（約 170 克）火烤或烘烤雞肉或魚肉，搭配 2 份你喜歡的蔬菜 • 2 杯煮熟義大利麵，淋上大蒜番茄醬或檸檬汁，搭配你喜歡的蔬菜，可另外加 3 盎司（約 85 克）雞肉、牛排或魚肉
點心	選擇兩種，任何時候都可以吃，但不要連續吃完兩種，也不要在正餐前後 1 小時吃點心。 • 6 個無花果乾 • 25 顆冷凍無籽葡萄 • 1 杯藍莓搭配 1 湯匙鮮奶油 • 5 片小黃瓜，上面鋪上 1/3 杯茅屋起司，撒上鹽和胡椒 • 10 個切半的胡桃並抹上 1/2 杯無糖蘋果醬
運動	• 早上：20 分鐘的空腹低強度有氧運動，運動前、運動後至少 2 小時內不要進食。 • 下午：20 分鐘高強度間歇性運動，運動後至少 1 小時內不要進食。

※ 1 杯的容量大約是 8 盎司（240 毫升或是 225 克）
　 1 茶匙的容量大約是 5 毫升（約 5 克）
　 1 湯匙的容量大約是 15 毫升（約 15 克）
　 1 球的容量大約是 120 毫升（1/2 杯）
　 其他單位請見附錄的換算表

第二天（500 卡斷食日）

今天你必須攝取 6 至 10 杯零熱量的水，這點非常重要。水裡加一點新鮮檸檬汁，可以長時間抑制食慾。今天只能吃兩餐和一份點心，所以要適當安排整天的進食時間。此外，今天攝取的熱量非常低，所以需要調整身體活動，目標是要訓練身體動用儲存的脂肪以作為能源使用。

第一餐	以下選擇一種： • 8 盎司（約 225 克）藍莓或草莓優格百匯，搭配 1 湯匙燕麥 • 1 顆起司炒蛋，搭配 1 片培根 • 1 份墨西哥捲餅碗（參考第 124 頁食譜）
第二餐	以下選擇一種： • 1 杯湯，例如雞湯、義大利蔬菜濃湯、番茄湯、花椰菜巧達濃湯、奶油蘑菇湯、奶油蘆筍湯、烤花椰菜湯或法式洋蔥湯（碳水總含量不超過 12 克），搭配小份綠色田園沙拉 • 2 盎司（約 55 克）無麵包（夾生菜葉或其他蔬菜）牛肉堡，包含萵苣、番茄和起司 • 鮪魚沙拉：2 盎司（約 55 克）鮪魚、8 顆球芽甘藍、2 杯芝麻葉或菠菜葉、3 顆橄欖、1 顆水煮蛋、2 湯匙沙拉醬
點心	選擇一種，任何時候都可以吃，但不要在正餐前後 1 小時吃點心。因為只能吃一份點心，記得適當分配時間。 • 4 份蘇打餅果醬三明治，即 2 片蘇打餅夾無糖果醬（共 8 片蘇打餅） • 花生醬和果醬：1 湯匙有機花生醬和無糖果醬，抹在 1/2 個全麥英式瑪芬 • 1/2 盎司（約 14 克）黑巧克力塊，搭配 2 茶匙有機花生醬 • 2 杯低卡爆米花加 1 茶匙奶油
運動	早上或下午任一時段做 20 分鐘阻力訓練或 20 分鐘高強度間歇訓練，運動後 1 小時內攝取至少 20 克蛋白質和 15 克碳水。

第三天	
早餐	以下選擇一種： • 2 顆奶油炒蛋，擺在萵苣上再加上酪梨 • 甜椒鑲起司和蛋
午餐	以下選擇一種： • 地中海風味雞肉串佐核桃胡蘿蔔沙拉（參考第 144 頁食譜） • 考伯沙拉：2 杯綠色蔬菜、2 顆切片水煮蛋、切片烤番薯、切片酪梨、切片小黃瓜、切瓣櫻桃小番茄、烤杏仁果
晚餐	以下選擇一種： • 盤煎豬排佐羅梅斯克奶油和曼切格起司花椰菜（參考第 134 頁食譜） • 6 盎司（約 170 克）智利鱸魚以味噌醬和奶油烹調，搭配櫛瓜
點心	選擇兩種，任何時候都可以吃，但不要連續吃完兩種，也不要在正餐前後 1 小時吃點心。 • 市售豬皮或豬肉脆皮（每份 150 卡） • 21 顆生杏仁果 • 市售煙燻碎培根（每份 150 卡） • 市售火雞肉條（每份 150 卡） • 市售生酮燕麥棒（每份 150 卡）
運動	• 早上：20 分鐘空腹（運動前不要進食）低強度有氧運動，運動前、運動後至少 2 小時內不要進食。 • 下午：20 分鐘低強度有氧運動，運動後至少 1 小時內不要進食。

第四天（500 卡斷食日）

今天你必須攝取 6 至 10 杯零熱量的水，這點非常重要。水裡加一點新鮮檸檬汁，可以長時間抑制食慾。今天只能吃兩餐和一份點心，所以要適當安排整天的進食時間。此外，今天攝取的熱量非常低，所以需要調整身體活動，目標是要訓練身體動用儲存的脂肪以作為能源使用。

第一餐	以下選擇一種： • 1 又 1/2 杯湯，例如番茄湯、小黃瓜湯、雞肉湯、南瓜湯、黑豆湯、白腰豆湯、扁豆或火雞肉湯，搭配小份綠色田園沙拉和 1 湯匙醬料 • 12 盎司（約 340 克）果昔（不超過 200 卡） • 1 份炒蛋和 1 片培根
第二餐	以下選擇一種： • 甜椒鑲火雞肉：1/4 磅（約 113 克）煮熟的火雞肉淋上 1 茶匙塔可醬；將黃甜椒或紅甜椒切半並去除莖部和籽；將煮熟的火雞肉放入甜椒，加上 1/2 顆切塊的番茄，1/4 杯切碎萵苣，平分在切半的甜椒裡；甜椒鋪上 1 湯匙切絲起司；以 175℃烘烤 5 分鐘或直到起司融化。 • 3 盎司（約 85 克）香辣法蘭克牛排佐墨西哥辣奶油和碳燒花椰菜（參考第 160 頁食譜） • 1 杯櫛瓜義大利麵：以 1 顆櫛瓜製作櫛瓜麵條；大火之下淋上特級初榨橄欖油炒熟；在小鍋裡面以 1 又 1/2 茶匙蛋黃醬、1 茶匙大蒜粉、半顆新鮮檸檬汁、1 茶匙切碎羅勒、1 茶匙甜味劑，烹煮幾分鐘直到均勻形成醬汁；把醬汁倒入櫛瓜麵並享用。
點心	選擇一種，任何時候都可以吃，但不要在正餐前後 1 小時吃點心。因為只能吃一份點心，記得適當分配時間。 • 餅乾脂肪炸彈（參考第 185 頁食譜） • 生酮餅乾（市售多種口味，生酮可食，每份 150 卡） • 25 顆火烤花生 • 火腿起司煎蛋捲（參考第 125 頁食譜） • 市售 10 片起司脆餅（每份 150 卡）

運動	早上或下午任一時段做 20 分鐘阻力訓練,運動後 1 小時內攝取至少 20 克蛋白質和 15 克碳水。

第五天

早餐	以下選擇一種: • 3 根(長度約 7 至 10 公分)香腸,搭配 1 杯盤烤蔬菜 • 2 顆煎蛋捲,內含起司、切碎蔬菜和火腿或香腸
午餐	以下選擇一種: • 培根酪梨凱薩沙拉 • 大蒜蝦凱薩沙拉(3 至 5 隻大蒜蝦加至正常份量的凱薩沙拉)
晚餐	以下選擇一種: • 咖哩椰奶燉魚蝦雙拼(參考第 150 頁食譜) • 3 份小塊羊排,搭配 1 杯球芽甘藍或 1 杯青豆
點心	選擇兩種,任何時候都可以吃,但不要連續吃完兩種,也不要在正餐前後 1 小時吃點心。 • 1 份醃黃瓜裹火雞肉或火腿 • 市售 Pepperette 肉乾(每份 150 卡) • 市售杏仁奶油生酮杯(每份 150 卡) • 市售杏仁奶油擠壓包(每份 150 卡) • 市售生酮花生醬餅乾(每份 150 卡)
運動	• 早上:20 分鐘空腹(運動前不要進食)低強度有氧運動,運動前、運動後至少 2 小時內不要進食。 • 下午:20 分鐘低強度有氧運動,運動後至少 1 小時內不要進食。

第六天（500 卡斷食日）

今天你必須攝取 6 至 10 杯零熱量的水，這點非常重要。水裡加一點新鮮檸檬汁，可以長時間抑制食慾。今天只能吃兩餐和一份點心，所以要適當安排整天的進食時間。此外，今天攝取的熱量非常低，所以需要調整身體活動，目標是要訓練身體動用儲存的脂肪以作為能源使用。

第一餐	以下選擇一種： • 1 顆炒蛋搭配 2 湯匙切絲起司 • 果昔或蛋白奶昔（不超過 200 卡） • 1 份煎餅，可選全麥製或杏仁粉及杏仁牛奶製，搭配 1 片培根
第二餐	以下選擇一種： • 4 盎司（約 113 克）無麵包（夾生菜葉或其他蔬菜）火雞肉堡 • 2 份培根裹蘆筍 • 4 顆壽司（酪梨捲、小黃瓜和酪梨捲、天婦羅蝦捲、辣鮪魚捲、加州卷）
點心	選擇一種，任何時候都可以吃，但不要在正餐前後 1 小時吃點心。因為只能吃一份點心，記得適當分配時間。 • 培根酪梨炸彈（參考第 182 頁食譜） • 甜椒鑲肉（參考第 188 頁食譜） • 生酮墨西哥玉米片（每份 100 卡）搭配 2 湯匙酪梨醬 • 8 至 10 片櫛瓜脆片
運動	休息日。如果你想要運動，可以進行 15 至 20 分鐘的低強度有氧。這是額外的運動，可以幫助你更快達到目標。

第七天	
早餐	以下選擇一種： • 生酮藍莓瑪芬搭配 6 盎司（約 170 克）全脂優格 • 2 顆炒蛋搭配起司和蔬菜丁
午餐	以下選擇一種： • 佛陀能量碗（參考第 167 頁食譜） • 5 盎司無麵包（夾生菜葉或其他蔬菜）培根起司堡，搭配小份綠色田園沙拉
晚餐	以下選擇一種： • 索爾茲伯利牛排佐迷迭香奶油蘑菇和新鮮番茄沙拉（參考第 162 頁食譜） • 1 份山羊起司和雞胸肉鑲橄欖佐巴薩米克奶油羽衣甘藍（參考第 140 頁食譜） • 6 盎司（約 170 克）火烤或烘烤雞胸肉，或 6 盎司火烤牛排（你喜歡的部位）
點心	選擇兩種，任何時候都可以吃，但不要連續吃完兩種，也不要在正餐前後 1 小時吃點心。 • 市售生酮花生醬餅乾（每份 150 卡） • 10 片有機海苔 • 市售生酮蛋白質營養棒（每份 150 卡） • 市售生酮墨西哥玉米片（每份 150 卡） • 市售豬皮或豬肉脆皮（每份 150 卡）
運動	早上做 20 分鐘高強度間歇訓練，運動後 1 小時內不要進食。

＼ 本週祕密 ／

換套衣服吧！

　　減重和改變行為中，一個很重要的層面是心理狀態。要有正確的心態，清楚知道該做什麼，也要具備應有的資源和支持才能進步。如果心態不正確，那麼取得成功的機會就會大幅降低。當你在生活方式上做出積極的改變，而你的身體開始因此而改變時，重要的是你在行動上和言語上都體現出你的進步。

　　很多人減去大量體重時──明顯到衣服變得非常寬鬆，他們仍然穿著這些舊衣服，也不願去買新的。有些人可能是因為經濟問題而無法添購新衣服，但很多人繼續正向改變生活，卻沒有改變心態來看待自己和未來。

　　要長遠地享有成功，最重要的就是清楚認知到自己已經沒有那多餘的 14 ～ 18 公斤贅肉了。你努力付出、犧牲和奮戰不已才減掉這些體重，要相信自己不會再復胖。所以，添購新衣、丟掉舊衣不僅是為了自己，也是對周圍認識你的人表達聲明。新衣服不但提醒自己達成目標，也可以激勵自己持續走在正確的路上，而不是再回到最初促使你改變的舊陋習和環境。為了讓整趟旅途更加完整，並且獲得雙倍快樂，把你的舊衣服捐出去吧！

繼續前進

　　你完成六週計畫之後最大的問題是：接下來要做什麼？這其實沒有標準答案，因為每個人有不同目標、不同需求、不同資源來達成自己的目標。不過，我推薦各位再進行一輪的六週計畫。

　　即使你已經達到了目標體重，那些不需要再減重的朋友們也不用擔心。如果你不需要減重，那你就不會再掉體重。進行第二輪的目的是要讓你的身體再經歷一次，可以更加適應改善後的代謝靈活和從中獲得的知識，讓成效維持得更長久。你不僅會發現第二輪變得更容易，你還可以落實第一輪自己開發出來的的方法，讓這個六週計畫變得更有效率。

　　不管你要不要再進行一輪，問題仍是：如何制定長期計畫來維持你已經取得的成果？我的回答一樣，這沒有一個標準答案。但是如果你回到以前的飲食和運動方式，勢必會抹滅你改善身體後的代謝靈活和減重成果。

　　往後的生活，即使你不完全按照計畫執行，未來也可以在每週安排不同種類的運動，例如計畫中的第三至第六週的內容。把你那一個星期分為碳水日和生酮日，這樣的模式可以讓身體維持在挑戰自我的狀態，繼續有效燃燒所有可用的燃料。在此同時，觀察自己是否出現第 16 頁描述的代謝不靈活的跡象，這非常重要。如果你注意到自己出現兩個或更多的症狀，請認真重新開始執行燃脂計畫。你不需要重新進行

第一和第二週，可以直接跳至最後四週進行。

　　雖然計畫中所有元素對於長遠的成功都非常重要，但要注意，無論你吃什麼，斷食和運動都應該成為你運動計畫的一部分。你可以組合、變化不同的斷食方法，但盡力堅守你當下正在遵循的方法，這樣可以維持你的代謝靈活度。每週至少進行幾次斷食，以及至少兩次 20 分鐘的阻力訓練或重量訓練。採取這些方法會讓身體處於最佳狀態，也會防止你的身體偏離你在完成計畫後所建立的新的基準點。

　　請記得最重要的兩件事：人生苦短，沒有人是完美的。不要對自己太嚴苛，也不要過於執著細節。體重是會浮動，每個人都一樣，你的目標是預防體重起伏過大，變動幅度維持在 4.5 公斤以內。

　　你不可能總是完美地遵守飲食計畫，或者確實做到你想要的運動強度和頻率。這不是什麼問題，這是一場長期的遊戲，一切取決於平衡。能達到計劃中的七成目標就足以讓你維持在理想範圍內，也以免你因為不完美或者偶爾沒有按照計畫而感到罪惡。這份計畫是藍圖，你是建築師和室內設計師，制定最終規格的是你，所以活在當下吧！

第九章

代謝靈活食譜

　　這一章節的食譜也許是你過去從未吃過或者是從舊有的食譜改良而成的餐點，可以提供你一些新的想法。這些食譜是低碳水或者生酮可食的配方，你可以在計畫中的指南發揮創意，但是要注意食譜的份量以及你消耗的熱量。你可以調整食材的數量以增減你烹煮的份量，最重要的是保持開放的心態，享受樂趣，展開一場味蕾的冒險之旅！

正餐

蟹肉酪梨起司香蔥煎蛋捲

份量：4 人份

材料：

- 8 盎司新鮮蟹肉（約 225 克）
- 2 茶匙新鮮檸檬汁
- 2 茶匙新鮮細香蔥或切段青蔥，另備 1/4 杯
- 猶太鹽和新鮮研磨黑胡椒
- 10 顆大顆雞蛋
- 4 盎司格魯耶爾起司切絲（約 113 克或 1 量杯）
- 2 湯匙葡萄籽或葵花油
- 2 顆成熟酪梨，去皮、去核並薄切

🍴 作法：

1. 烤箱預熱至 215℃，中間放上烤盤架。

2. 小碗內放入蟹肉，加入檸檬汁、2 茶匙細香蔥、一撮黑胡椒輕輕攪拌，接著放一旁備用。

3. 大碗內放入雞蛋，加上 1/4 杯的細香蔥、1/2 茶匙鹽巴、1/4 茶匙黑胡椒攪拌均勻；加入 3/4 杯起司並攪拌均勻。

4. 使用 12 吋平底不沾鍋加入油，開中火加熱直到起泡。倒入蛋液，搖晃平底鍋讓蛋液均勻分布，加熱大約 4 至 5 分鐘，不攪拌，直到蛋液邊緣凝固。

5. 拿起矽膠刮刀鏟起蛋捲的邊緣，蛋捲表面撒上剩餘的 1/4 杯起司，將平底鍋放置烤箱內，烘烤 8 至 10 分鐘，直到蛋捲表層凝固，起司也融化，蛋捲漸漸變成金黃色。

6. 使用隔熱手套或毛巾將平底鍋取出（注意高溫）；將薄切酪梨放在蛋捲上；鋪上蟹肉，並將蛋捲冷卻 10 分鐘。

7. 將蛋捲鏟起放在砧板或盤子裡，切塊即可享用。

培根櫛瓜起司無麵皮鹹派

份量：4～6人份

材料：

- 8 盎司厚切無糖培根，切碎（約 225 克）
- 1 小顆黃洋蔥，切碎
- 1 瓣大蒜，切末
- 1 根中型櫛瓜先切成 1/4 長度，再切成 0.5 公分大小塊狀
- 猶太鹽和新鮮研磨黑胡椒
- 8 顆大顆雞蛋
- 1/2 杯鮮奶油，或 1/4 杯牛奶加 1/4 杯鮮奶油
- 8 盎司傑克起司，磨碎（約 225 克），分成 2 份
- 搭配用的辣椒醬和酸奶油（非必要）

作法：

1. 烤箱預熱至 175℃，中間放上烤盤架。

2. 在 8 吋的方形玻璃烤盤上噴一些烹飪油。

3. 大碗上放置一個篩網。

4. 使用 12 吋平底不沾鍋加入熱油，開中火，放入培根攪拌約 8 至 10 分鐘。用湯匙將培根放置在另一個大碗。

5. 在第二個大碗中加入洋蔥、大蒜攪拌 5 至 6 分鐘直到變軟；加入櫛瓜、1/2 茶匙的鹽和 1/4 茶匙黑胡椒繼續攪拌約 5 分鐘，直到櫛瓜變軟但仍維持形狀；將櫛瓜、洋蔥等食材倒至濾網，瀝乾並冷卻。

6. 加入雞蛋、鮮奶油至放有培根的大碗內，加入 1/2 茶匙鹽巴攪拌均勻。使用矽膠刮刀將已瀝乾且冷卻的櫛瓜放入並攪拌均勻，加入 3/4 杯的起司並攪拌。

7. 將混合的食材倒入烤盤，並撒上剩餘的 1/4 杯起司。烘烤大約 30 至 40 分鐘，蛋液凝固，起司冒泡且開始變金黃色。

8. 取出後冷卻至少 10 分鐘，切片享用，可搭配辣椒醬和酸奶油醬。

生酮煎餅

份量：4 人份（每份含 2 片）

🥕 材料：

- 1 杯杏仁粉
- 2 顆大顆雞蛋
- 1 茶匙泡打粉
- 1 茶匙香草精
- 1/3 杯杏仁奶或椰奶
- 1 茶匙融化椰子油
- 低碳糖漿（可搭配煎餅）
- 1 茶匙甜味劑（有機甜菊液提煉物、羅漢果提煉物、菊薯糖漿）

🍴 作法：

1. 小碗內放入麵粉、甜味劑、泡打粉。
2. 大碗內放入蛋、香草精、牛奶、椰子油，攪拌均勻。
3. 將小碗內乾燥的食材慢慢倒進大碗內，攪拌均勻。
4. 平底不沾鍋倒入一點油，開中火。將大碗內的食材倒入平底鍋，每次倒入約 1/3 的份量（可製作 4 片煎餅）。
5. 煎餅邊緣起泡時即可翻面，翻面後再煎幾分鐘即可盛盤，並搭配 1 湯匙的低碳糖漿享用。

香蕉堅果英式瑪芬

份量：5 人份

材料：

- 3/4 杯杏仁粉
- 1 茶匙泡打粉
- 1 湯匙亞麻籽粉
- 1/4 茶匙肉桂粉
- 1 顆蛋
- 1 根香蕉磨泥（約 1/3 杯）
- 3 湯匙軟化奶油，額外準備幾份用於平底鍋
- 1/4 杯甜味劑（有機甜菊液或羅漢果提煉物）

- 1 茶匙香草精
- 1/4 杯無糖杏仁奶
- 1/4 杯酸奶油
- 1/2 杯切碎堅果

作法：

1. 烤箱預熱至 190℃，平底鍋放入奶油或噴灑一些食用油。
2. 大碗內放入杏仁粉、泡打粉、亞麻籽粉、肉桂粉。
3. 另一個碗內放入軟化奶油、雞蛋、甜味劑、香草精。
4. 輕輕攪拌香蕉泥、杏仁奶、酸奶油和堅果，倒入蛋液（第二個碗）中並攪拌均勻。把濕潤的食材倒入大碗內的乾燥食材，攪拌均勻。
5. 將食材倒入瑪芬杯大約 3/4 滿，烘烤 20 至 25 分鐘。

培根蛋杯

份量：2 人份（每份為 2 杯）

🥕 **材料：**

- 4 片厚切培根，從中切半
- 1 又 1/2 茶匙初榨橄欖油
- 4 盎司蘑菇，切碎（約 113 克）
- 1 瓣大蒜，切末
- 1 杯罐裝有機菠菜
- 4 顆大顆雞蛋
- 1 茶匙細香蔥
- 1/4 杯無糖椰奶或杏仁奶
- 猶太鹽和新鮮研磨黑胡椒
- 1/3 杯切絲切達起司或切塊費達起司

￥ 作法：

1. 烤箱預熱至 205℃。

2. 將培根片放置杯型烤盅，包覆烤盅的內部邊緣，烘烤 10 分鐘。烘烤後，去除杯內多餘的油脂，留下少量。

3. 大型平底煎鍋加入橄欖油，以中大火加熱，放入蘑菇和大蒜烹煮 5 分鐘直到蘑菇變軟並開始呈現金黃色。加入菠菜繼續烹煮，直到波菜變軟。

4. 取一個中型碗，加入雞蛋、細香蔥和無糖椰奶（或杏仁奶），攪拌均勻；加入鹽和胡椒調味。

5. 將蔬菜平均分配至 4 個烤盅，分別倒入蛋液，上面放上起司。烘烤 15 分鐘或者將蛋液烘烤直到你喜歡的熟度。

6. 冷卻幾分鐘，趁熱享用。

墨西哥捲餅碗

份量：2 人份

🥕 材料：

- 1/2 磅牛絞瘦肉（約 14 克）
- 1 湯匙塔可醬
- 1/2 顆花椰菜，切碎
- 4 又 1/2 茶匙香菜，切碎
- 1/4 顆黃洋蔥，切丁

- 猶太鹽和新鮮研磨黑胡椒
- 2 顆雞蛋
- 1 湯匙融化奶油
- 2 湯匙切絲起司

🍴 作法：

1. 大型平底鍋放入牛絞肉，並開中火煎熟。加入 1/2 杯水和塔可醬，煮沸後將火轉小，燜煮 2 至 3 分鐘。

2. 當鍋內水分蒸發，將絞肉推到鍋邊，加入花椰菜、香菜、洋蔥和少許鹽。用小火烹煮約 5 分鐘，再將食材推到鍋邊，準備加入雞蛋。如果你的平底鍋放不下，可以另外炒雞蛋。

3. 在小碗內打散雞蛋，加入平底鍋，放入奶油和起司一起拌炒。將雞蛋烹調至你喜歡的熟度，再放入另一個平底鍋中與其他食材拌炒，分成兩碗，以鹽和胡椒調味。

火腿起司煎蛋捲

份量：1 人份

材料：

- 2 湯匙帕瑪森起司，磨碎
- 2 湯匙切達起司，磨碎
- 2 湯匙莫札瑞拉起司，磨碎
- 1 顆雞蛋
- 1/2 杯切丁火腿

作法：

1. 烤箱預熱至約 190℃，在中型烤盤放上烘焙紙。
2. 中型碗內放入磨碎的起司和雞蛋，攪拌均勻，再放入切丁火腿，持續攪拌均勻。
3. 將食材分為三等份並塑成圓形，放在烤盤的烘焙紙上。
4. 烘烤 15 至 20 分鐘，或烘烤到起司完全融化且變得酥脆。

酪梨烤蛋

份量：2 人份

🥕 材料：

- 1 顆大顆酪梨
- 2 顆大顆雞蛋
- 猶太鹽和新鮮研磨黑胡椒
- 2 湯匙切達起司，切絲
- 1 茶匙細香蔥，切碎
- 1 湯匙紅椒，切丁

🍴 作法：

1. 烤箱預熱至 190℃。
2. 酪梨切半去核，從中舀出約 2 湯匙的酪梨果肉，空間大小可放入雞蛋。
3. 將切兩半的酪梨放在烤盤上，分別打入 1 顆蛋，注意蛋黃不要破掉；撒上鹽和胡椒。
4. 烘烤 5 分鐘後，撒上起司，繼續烤至你喜歡的熟度（再烤 5 至 6 分鐘口感較軟，烤 7 至 8 分鐘口感適中，烤 9 至 10 分鐘的口感較硬）。
5. 撒上細香蔥和紅椒，趁熱享用。

簡易蛋沙拉

份量：1 人份

🥕 材料：

- 2 湯匙美乃滋
- 1/2 茶匙黃芥末（非必要）
- 1 茶匙新鮮檸檬汁
- 2 湯匙芹菜，切碎
- 1 湯匙青蔥，切碎
- 1 茶匙細香蔥，切碎
- 1 顆大顆水煮蛋，去殼切片
- 猶太鹽和新鮮研磨黑胡椒
- 1 撮咖哩粉或辣椒粉

🍴 作法：

1. 取一個中型碗放入美乃滋、檸檬汁（若要黃芥末可在此時加入調味）攪拌均勻；加入芹菜、青蔥、細香蔥，繼續攪拌。
2. 將切片水煮蛋放入另一個碗，用叉子將水煮蛋輕輕壓碎到你喜歡的程度。
3. 將壓碎的雞蛋放入醬料碗，攪拌均勻。
4. 撒上鹽和胡椒，也可以加一些咖哩粉或辣椒粉。

酪梨鑲培根

份量：2 人份

🥕 材料：

- 2 片培根
- 1 顆中型酪梨
- 1/4 杯櫻桃番茄，切半
- 1/4 杯蘿蔓生菜，切碎
- 1/2 茶匙美乃滋
- 1/2 茶匙萊姆汁
- 1/8 茶匙大蒜粉
- 猶太鹽和新鮮研磨黑胡椒

🍴 作法：

1. 用平底鍋煎培根，注意不要煮過頭以免培根過硬，要維持一點軟度。煎好之後放在吸油紙上瀝乾。
2. 酪梨切半去核，舀出一些果肉，將舀出的果肉放入碗內壓碎。
3. 在碗內加入番茄塊、蘿蔓碎、美乃滋、萊姆汁、大蒜粉、鹽和胡椒，攪拌均勻，根據個人喜好調整味道。
4. 將培根切成小塊，放入碗內。
5. 將碗內的食材舀入切半的酪梨。

焗烤雞肉花椰菜

份量：4 人份

材料：

- 2 杯煮熟雞肉，切碎
- 1 杯切達起司，磨碎
- 1/2 杯杏仁奶
- 1 湯匙第戎芥末醬
- 1 茶匙大蒜粉
- 6 盎司鮮奶油起司（約 170 克）
- 1/2 磅花椰菜，切成小朵（約 225 克）
- 1/4 茶匙鹽
- 1/4 茶匙研磨黑胡椒
- 1/4 杯新鮮羅勒，切碎
- 1/4 杯美乃滋
- 1/4 杯帕瑪森起司，磨碎

作法：

1. 烤箱預熱至 175℃。

2. 中型鍋內放入花椰菜，加水直到覆蓋，加熱直到半熟。瀝乾後倒入大碗中，再放入雞肉。

3. 小鍋內放入鮮奶油起司、切達起司、杏仁奶、第戎芥末醬、大蒜粉、鹽、胡椒，用小火煮沸。用力攪拌直到醬汁變得光滑。

4. 將溫熱醬汁倒在雞肉和花椰菜食材上，加入羅勒和美乃滋攪拌均勻。

5. 將整份食材放入烤皿，撒上帕瑪森起司。烘烤 15 至 20 分鐘直到烤皿變熱，起司稍微變成金黃色。

杏仁脆皮豬里肌佐墨西哥香辣花椰菜泥

份量：4 人份

🥕 材料：

- 1/4 杯無鹽烤杏仁
- 1 杯豬皮脆片（炸豬皮）
- 猶太鹽和新鮮研磨黑胡椒
- 2 茶匙第戎芥末醬
- 3 湯匙奶油
- 1 茶匙乾燥奧勒岡葉
- 1 條豬里肌肉（約 570 克）
- 1 株花椰菜（約 900 克），切成 5 公分大小的塊狀
- 1/2 杯切碎新鮮香菜或蔥（非必要）
- 1 小罐阿斗波（adobo）墨西哥辣椒，辣椒切碎後再加 1 茶匙罐頭內的醬汁

作法：

1. 將烤盤架放在烤箱內較低的位置，預熱至約 220℃。在烤盤噴灑一層烹飪用油。

2. 將杏仁和豬皮放入食物保存袋中，使用擀麵棍或小平底鍋底部把食材壓到細碎。加入適量鹽和黑胡椒。

3. 用廚房紙巾將豬里肌肉擦乾，表面均勻撒上鹽和黑胡椒。使用麵團刷或湯匙在豬肉表面均勻抹上芥末醬，接著把豬肉放入保存袋中，袋內的杏仁均勻壓在豬肉的各個表面直到完全包覆。

4. 用夾子將豬肉取出，輕甩掉多餘的杏仁，再把豬肉放在已噴灑烹飪用油的烤盤上，烘烤 20 至 25 分鐘。將溫度計插入豬肉，待溫度達到 60℃，取出烤肉並蓋上鋁箔紙保溫。

5. 將花椰菜和切碎的墨西哥辣椒放入平底鍋，加水直到覆蓋。加入 2 茶匙鹽，用中大火加熱至沸騰。蓋上鍋蓋，火力轉小繼續燉煮 12 至 15 分鐘，直到刀子可輕鬆穿透花椰菜。

6. 瀝乾花椰菜，放回平底鍋。加入奶油、墨西哥辣椒醬汁、奧勒岡葉。使用馬鈴薯搗碎器將鍋內食材磨至滑順泥狀，接著加入適量鹽和黑胡椒。

7. 豬肉薄切，並搭配花椰菜泥，如果喜歡也可以加一些香菜或青蔥。

費達起司豬肉丸佐希臘風味優格醬生菜碗

份量：4 人份

材料：

- 1 磅豬絞肉（約 450 克）
- 1/2 杯費達起司，搗碎
- 1 顆大顆雞蛋
- 2 茶匙新鮮奧勒岡葉，切碎；或是 1 茶匙奧勒岡葉粉
- 2 茶匙新鮮蒔蘿，切碎；或是 1 茶匙蒔蘿粉
- 1/4 茶匙大蒜粉
- 1/2 杯全脂優格
- 約 7 公分長的英式黃瓜薄切
- 1 又 1/2 茶匙猶太鹽（根據喜好酌量）
- 3/4 茶匙新鮮研磨黑胡椒（根據喜好酌量）
- 2 湯匙葡萄籽油或葵花油
- 2 茶匙新鮮檸檬汁
- 8 片奶油萵苣或蘿蔓生菜
- 2 顆李子番茄，薄切

🍴 作法：

1. 大碗內放入豬絞肉和起司，用矽膠刮刀攪拌均勻。小碗內放入雞蛋、2 湯匙的水、奧勒岡葉、蒔蘿、大蒜粉、1 茶匙鹽和 1/2 茶匙黑胡椒，攪拌均勻。靜置 10 分鐘後，將豬肉食材加入雞蛋食材中，攪拌均勻。

2. 用方形的刨絲器將黃瓜刨絲放在篩網上，並在篩網下方放一個碗。撒上 1/2 茶匙的鹽，接著靜置。

3. 將豬肉食材分為 24 顆肉丸子，1 顆大約 1 湯匙份量。雙手塑形肉丸子直到表面光滑，並放在盤子上。

4. 使用 12 吋平底不沾鍋加入油，開中大火加熱直到起泡。放上肉丸子靜置大約 4 至 5 分鐘，不翻面煎，直到底部稍微變色。

5. 用夾子翻面肉丸子，火力降至中火並繼續翻面大約 10 分鐘，直到表面都變成金黃色。用溫度計插入肉丸子，待溫度達到 60℃，將肉丸子取出放置在乾淨的盤子上。

6. 用雙手撐壓刨絲的黃瓜，盡可能撐掉多餘的水分，放到另一個小碗內。加入優格、檸檬汁、1/4 茶匙黑胡椒，攪拌均勻，調味料可依個人喜好酌量。

7. 用廚房剪刀將生菜修剪成碗狀。把生菜放入一個大碗，蓋上保鮮膜，放入冰箱冷藏 15 分鐘後取出。

8. 上菜時，將番茄、黃瓜絲和肉子放入生菜碗中，淋上優格醬。

盤煎豬排佐羅梅斯克奶油和曼切格起司花椰菜

份量：4 人份

材料：

- 4 湯匙軟化奶油
- 1/4 杯切塊烤杏仁
- 3 湯匙罐裝烤紅椒，切丁後瀝乾，再用紙巾吸乾
- 3 湯匙煙燻紅椒粉
- 1 瓣大蒜，搗碎
- 2 茶匙紅酒醋
- 2 湯匙特級初榨橄欖油
- 猶太鹽和新鮮研磨黑胡椒
- 4 塊帶骨豬排（每塊約 225 克重，2.5 公分厚）
- 1 磅花椰菜，修剪成小朵（約 450 克）
- 1 盎司曼切格起司，削成薄片（約 25 克）

🍴 作法：

1. 將奶油、杏仁、紅椒、1 茶匙紅椒粉、大蒜、紅酒醋、1/2 茶匙鹽、1/4 茶匙黑胡椒放入食物調理機打碎直到完全均勻，並倒入碗裡。

2. 小碗內放入剩餘的紅椒粉、1 茶匙鹽、1/2 茶匙黑胡椒並攪拌均勻。將調味粉均勻撒在已吸乾水分的豬排上。

3. 使用 12 吋平底不沾鍋倒入 1 湯匙的油，中大火加熱直到沸騰。放入 2 塊豬排，烹煮 4 至 5 分鐘，直到底部變成金黃色。豬排翻面，火力降至中火，繼續烹煮直到肉質變硬，插入溫度計且顯示 57℃，將豬排盛盤，蓋上鋁箔紙保溫。

4. 用廚房紙巾擦拭平底鍋，再次倒入 1 湯匙的油，重複上述步驟烹煮剩餘 2 塊豬排。

5. 另一邊同時在鍋中倒入 1/3 的水，放上蒸盤，用中大火加熱直到沸騰。放入花椰菜，蓋上鍋蓋，烹煮 5 至 6 分鐘保持脆嫩。取出花椰菜並放在碗裡，撒上適量鹽和黑胡椒。

6. 豬排抹上些許羅梅斯克奶油，並搭配花椰菜一同上菜，表面再撒上曼切格起司。

義式肉腸、菠菜和波特蘑菇鑲起司

份量：4 人份

🥕 **材料：**

- 8 朵中型波特蘑菇，去除蒂頭和菌摺
- 2 湯匙特級初榨橄欖油
- 猶太鹽和新鮮研磨黑胡椒
- 1 磅無添加糖或辣的去皮義式香腸或是散裝香腸肉（約 450 克）
- 4 個日曬油封番茄，乾燥切塊
- 1 湯匙巴薩米克醋
- 6 份青蔥切塊，分為蔥白和蔥綠 6 份
- 1 盒冷凍菠菜，解凍並乾燥（約 280 克）
- 1/2 杯切絲莫札瑞拉起司（約 55 克）
- 1/2 杯切絲帕芙隆起司或白色切達起司（約 55 克）
- 1/4 杯切碎新鮮羅勒或 1 湯匙乾羅勒粉

作法：

1. 烤箱預熱至 215℃，烤盤鋪上鋁箔紙。

2. 在波特菇的兩面刷上橄欖油，撒上鹽和胡椒。放在烤盤上，蒂頭那面朝下，放入烤箱烘烤 10 分鐘，取出後冷卻。

3. 同時間將香腸、風乾番茄、蔥白放入平底不沾鍋，用中大火翻炒約 10 分鐘，直到香腸變成金黃色。將食材放入一個中型碗，加入菠菜攪拌均勻，將食材放置在室溫降溫。

4. 加入起司和醋，攪拌均勻，再加入羅勒和蒔蘿。

5. 將蘑菇的蒂頭面朝上，使用大支的湯匙，將香腸食材平均舀在每朵蘑菇上。蘑菇烘烤大約 12 至 14 分鐘，直到起司冒泡並呈現金黃色。

6. 取出蘑菇，表面撒上青蔥，即可享用。

香料雞腿佐奶油蒜味菠菜

份量：4 人份

材料：

- 3 磅帶骨帶皮雞腿，修剪洗淨（約 1300 公克）
- 2 湯匙特級初榨橄欖油
- 2 湯匙馬薩拉混合香料
- 2 茶匙猶太鹽（可酌量增加）
- 4 湯匙奶油
- 3 顆大蒜瓣，去皮後用刀背壓碎
- 1/4 杯切片杏仁
- 2 顆大顆紅蔥頭，切片
- 1 磅迷你菠菜（約 450 克）

🍴 作法：

1. 烤箱預熱至 230℃，烤盤放在中間層，並噴灑烹飪油。

2. 大碗內放入雞腿，淋上橄欖油並用夾子拌勻。撒上香料、2 湯匙鹽，再次拌勻，確保香料均勻分布在雞腿上。

3. 將雞腿放在烤盤上，帶皮面朝上，烘烤 35 分鐘直到雞腿呈現金黃酥脆，雞腿肉內部溫度達到 80℃。

4. 同時準備將奶油、大蒜、杏仁放入平底鍋，開中火頻繁拌炒約 3 至 4 分鐘，直到杏仁呈現金黃。用帶孔湯匙將杏仁撈起並盛盤。繼續烹煮大蒜，頻繁拌炒約 2 至 3 分鐘，直到蒜片呈現金黃色。

5. 取出蒜片，繼續烹煮奶油，晃動平底鍋直到奶油呈現金黃色。此時加入紅蔥頭，繼續拌炒 2 分鐘直到軟化。分次加入菠菜至平底鍋，用夾子輕輕拌炒直到稍微軟化，根據喜好加入鹽調味。

6. 將菠菜平均分配到 4 個盤子，再放上烤好的雞腿，撒上杏仁即可享用。

山羊起司和雞胸肉鑲橄欖佐巴薩米克奶油羽衣甘藍

份量：4 人份

材料：

- 2 湯匙特級初榨橄欖油
- 猶太鹽和新鮮研磨黑胡椒
- 1/3 杯綠橄欖，切碎去核
- 1/2 杯巴薩米克醋
- 3 湯匙奶油
- 2 顆大顆切片紅蔥頭
- 4 份去骨去皮雞胸肉（每份約 340 克）
- 4 盎司室溫新鮮山羊起司（約 110 克）
- 1/4 杯帕瑪森起司或羅馬諾羊奶起司，磨碎
- 1 茶匙新鮮迷迭香或細香蔥，切碎
- 2 束恐龍羽衣甘藍，去梗、粗切（約 900 克）

🍴 作法：

1. 烤箱預熱至 190℃，烤盤鋪上鋁箔紙並置於中層位置。

2. 用一把銳利的刀子，水平劃開每份雞胸肉的側面，劃開的地方與外緣保持 1.2 公分。雞胸肉刷上橄欖油，兩側都撒上鹽和胡椒。

3. 取一個中型碗，用矽膠刮刀攪拌均勻山羊起司和帕瑪森起司（或羅馬諾羊奶起司）。加入橄欖、迷迭香並攪拌均勻。根據喜好加入一撮黑胡椒和適量的鹽。用大湯匙舀出起司食材並平均放入四份雞胸肉裡，輕壓雞胸肉讓內餡均勻分布。

4. 將雞胸肉放置於烤箱，烘烤 25 分鐘直到雞胸肉變熟，用刀子劃開可看到清澈肉汁，溫度計插入雞胸肉最厚的地方顯示約為 70℃。

5. 同時間，小鍋倒入巴薩米叫醋，用中火加熱 10 分鐘，直到醋汁收到剩一半且變成漿狀即可移開。

6. 使用 12 吋平底鍋開中大火融化奶油。加入紅蔥頭烹煮 3 至 4 分鐘直到軟化。分次加入羽衣甘藍葉，用夾子拌炒直到稍微軟化，非軟糊狀。加入鹽和胡椒調味。

7. 將羽衣甘藍平均分成 4 份盛盤，放上雞胸肉，淋上巴薩米克醋。

腰果蘆筍椰汁雞肉佐奶油白花椰菜飯

份量：4 人份

🔪 **材料：**

- 1/4 杯低鈉醬油
- 2 湯匙無調味米醋
- 1 湯匙大蒜，磨碎（約 2 瓣）
- 2 磅無骨去皮雞腿肉，切成 2.5 公分大小（約 910 克）
- 1/2 杯無糖椰子水
- 1/2 杯烤腰果，切碎
- 1/4 杯椰子油
- 1 磅蘆筍，修剪、斜切成 2.5 公分長（約 450 克）
- 4 杯生白花椰菜飯
- 2 湯匙奶油
- 1 茶匙新鮮萊姆皮
- 猶太鹽和新鮮研磨黑胡椒
- 1 湯匙玉米糖膠（非必要）
- 1 撮紅椒粉（非必要）

作法：

1. 中型碗內倒入 3 湯匙醬油、醋、大蒜並攪拌均勻，也可加入玉米糖膠、紅椒粉。加入雞肉攪拌均勻，放置 10 分鐘。

2. 另一個碗放上篩網，將雞肉放上篩網，靜置幾分鐘後，輕壓雞肉以去除多餘液體。將椰子水加入碗中的醬汁攪拌。

3. 用使用 12 吋平底不沾鍋，開中大火加熱 2 湯匙的椰子油直到冒泡。將雞肉平鋪在平底鍋，烹煮 5 至 6 分鐘，不要翻面，直到底部呈現金黃色。加入蘆筍，用矽膠鍋鏟拌炒 3 至 4 分鐘，直到雞肉不再是粉紅色。加入醬汁和腰果，繼續拌炒 3 至 4 分鐘，直到醬汁冒泡變稠，雞肉熟透。將菜餚放置碗中並蓋上保溫。

4. 用廚房紙巾擦拭平底鍋，倒入剩餘的椰子油，開中大火加熱直到冒泡。加入花椰菜拌炒 4 至 5 分鐘，直到花椰菜變得有柔軟且金黃色。加入奶油和剩餘 1 湯匙的醬油，繼續拌炒直到奶油融化且均勻覆蓋在花椰菜上。

5. 關火後，加入萊姆皮並攪拌均勻。根據喜好加入鹽和胡椒調味。

6. 花椰菜盛盤並鋪上炒雞肉，即可享用。

地中海風味雞肉串佐核桃胡蘿蔔沙拉

份量：4 人份

🔪 材料：

- 3 湯匙新鮮檸檬汁
- 1/4 杯特級初榨橄欖油
- 1 湯匙乾燥奧勒岡葉
- 1 茶匙孜然，磨碎
- 1 茶匙香菜粉，磨碎
- 猶太鹽和新鮮研磨黑胡椒
- 2 湯匙紅酒醋
- 1/2 杯烤胡桃，粗略切碎
- 1.5 磅去骨、去皮雞腿肉，切成 2.5 公分寬條狀（約 680 克）
- 4 根大條胡蘿蔔（約 340 克）
- 1/2 杯新鮮薄荷葉，粗略撕碎

🍴作法：

1. 預熱烤箱，烤架放置在距離加熱處約 10 至 15 公分的位置。在烤盤上鋪上鋁箔紙。中型碗內加入檸檬汁、2 湯匙橄欖油、乾燥奧勒岡葉、孜然、香菜粉、1 茶匙鹽和 1/2 茶匙黑胡椒，攪拌均勻。加入雞肉再繼續攪拌，靜置 10 至 15 分鐘。

2. 使用削皮刀將胡蘿蔔縱向削成條狀，削皮的時候要轉動胡蘿蔔，直到削到胡蘿蔔的中心。將胡蘿蔔放在一個大碗，加入 2 湯匙橄欖油、紅酒醋、1/2 茶匙的鹽和 1/4 茶匙黑胡椒，置於室溫下軟化。

3. 將雞肉串在 8 根金屬烤肉串上，平鋪成一列放在烤盤上。放入烤箱，烘烤 12 至 14 分鐘，直到雞肉呈現金黃色，邊緣酥脆且熟透。在烘烤過程翻轉雞肉一次。取出雞肉，稍微冷卻後即可上菜。

4. 將薄荷葉、胡桃加到胡蘿蔔中攪拌均勻，再盛盤到一個大盤子。把雞肉串鋪在胡蘿蔔沙拉上，即可享用。

辣雞肉和花生生菜捲佐小黃瓜

份量：4 人份

材料：

- 2 湯匙新鮮萊姆汁
- 1 湯匙魚露或醬油
- 1 湯匙無調味米醋
- 1/2 茶匙猶太鹽
- 1/2 茶匙新鮮研磨黑胡椒
- 3 湯匙葡萄籽油、葵花油或椰子油
- 2 顆大顆紅蔥頭，細切成圈
- 1/3 杯烤花生，切碎
- 1 磅雞肉或火雞肉（約 450 克）
- 1/2 杯新鮮薄荷葉，切碎
- 8 片大片蘿蔓生菜葉
- 1/2 根英式黃瓜，縱切後再斜切薄片
- 1 根大根弗雷斯諾辣椒或紅色墨西哥辣椒，去蒂頭和籽並磨碎

作法：

1. 小碗內倒入萊姆汁、魚露、醋、鹽和黑胡椒，攪拌均勻。

2. 使用 12 吋平底不沾鍋倒入油，用中大火加熱直到起泡。加入紅蔥頭、辣椒，烹煮攪拌 3 至 4 分鐘直到軟化。加入雞肉，用鍋鏟將雞肉搗碎成小塊，烹煮 5 至 6 分鐘直到熟透，不再呈現粉紅色。

3. 加入萊姆汁到平底鍋內，燉煮直到醬汁冒泡且雞肉均勻覆蓋醬汁。關火，加入花生和薄荷葉並攪拌。

4. 將蘿蔓生菜和黃瓜切片盛盤，雞肉食材鋪在上面，即可享用。

柑橘味噌烤鮭魚和青豆

份量：4 人份

🥕 **材料：**

- 3 湯匙白色味噌
- 2 湯匙葡萄籽或葵花油
- 2 湯匙新鮮柳橙汁
- 1 湯匙新鮮萊姆汁
- 1 小塊萊姆，稍後盛盤
- 2 湯匙低鈉醬油
- 1 磅青豆（約 450 克）
- 4 塊帶皮鮭魚，從中切開（每塊約 170 克）
- 1 湯匙烤芝麻

⫻ 作法：

1. 烤箱預熱至 230℃，烤盤放在中間層，並噴灑烹飪油。

2. 小碗內放入味噌、油、柳橙汁、萊姆汁、醬油，攪拌均勻。取一個大碗放入青豆，再加入 1 湯匙的味噌醬料，攪拌直到醬汁均勻包裹青豆。

3. 鮭魚均勻刷上剩餘的味噌醬料（正面和側面），在室溫靜置 10 分鐘。

4. 將青豆平鋪在烤盤並放入烤箱，烘烤 6 分鐘後，直到青豆滋滋作響且變成金黃色。取出烤盤，輕輕攪拌青豆。

5. 用夾子把鮭魚夾到烤盤並鋪在青豆上，放回烤箱繼續烘烤 10 分鐘，直到鮭魚肉質變得較硬，魚肉最厚的中心溫度呈現 50℃。

6. 從烤箱取出食材，冷卻 10 分鐘。鮭魚和青豆盛盤並撒上芝麻，旁邊放置一小塊萊姆，叮根據喜好淋上。

咖哩椰奶燉魚蝦雙拼

份量：4 人份

材料：

- 2 湯匙葡萄籽油或葵花油
- 1 顆大顆茴香，修整去芯並薄切
- 2 瓣大蒜，薄切
- 1/2 茶匙猶太鹽（可酌量增加）
- 1/2 茶匙新鮮研磨黑胡椒（可酌量增加）
- 8 盎司蛤蜊湯汁（約 225 克）
- 1 小根塞拉諾辣椒或墨西哥辣椒，去蒂頭和籽並縱切
- 1 罐 14 盎司無糖椰奶（約 400 克）
- 1 大顆熟番茄，去芯去籽並切塊（約 340 克）
- 1 磅新鮮鱈魚，切成 5 公分大小塊狀（約 450 克）
- 12 盎司中型蝦仁，去殼去尾（約 340 克）
- 2 茶匙新鮮萊姆汁，額外準備 1 小塊萊姆，稍後盛盤
- 1/2 杯新鮮羅勒或巴西里，切碎

¶ 作法：

1. 使用 12 吋深煎鍋或鑄鐵鍋，倒入油並用中大火加熱直到快沸騰。加入茴香、大蒜、鹽、胡椒，攪拌均勻，烹煮 10 至 12 分鐘直到非常軟化。

2. 加入蛤蜊湯汁、辣椒，繼續燉煮 5 分鐘。加入椰奶、切塊番茄，火力轉至中小火，燉煮 5 至 6 分鐘直到番茄變成小碎塊。加入鱈魚和蝦仁，輕輕攪拌 2 分鐘直到醬汁快沸騰。關火並蓋上鍋蓋，靜置 8 至 10 分鐘，利用餘溫將魚肉和蝦仁烹煮熟透。

3. 打開鍋蓋，輕輕攪拌，取出辣椒，加入萊姆汁和羅勒。分成四碗，旁邊放置一小塊萊姆，可根據喜好淋上。

奶油蒜蝦櫛瓜麵

份量：4 人份

🥕 材料：

- 1 杯鮮奶油
- 1 茶匙猶太鹽（可酌量增加）
- 1/2 杯新鮮羅勒或巴西里，切碎
- 1/2 茶匙新鮮研磨黑胡椒（可酌量增加）
- 1 磅大型蝦子，去殼去尾（約 450 克）
- 1/2 杯帕瑪森起司，磨碎（可酌量增加）
- 12 盎司新鮮綠櫛瓜（刨成螺旋狀）或黃色櫛瓜麵條（約 340 克）
- 3 瓣大蒜，搗碎

🍴 作法：

1. 使用 12 吋平底鍋，加入奶油和大蒜，開中大火煮至快沸騰。火力轉至中火繼續烹調 5 至 6 分鐘，直到醬汁變得濃稠。加入鹽、黑胡椒、蝦仁拌炒 3 至 4 分鐘，直到蝦仁變成粉紅色。

2. 加入帕瑪森起司、櫛瓜麵條，用夾子輕輕拌炒約 2 分鐘，直到蝦子完全熟透，櫛瓜麵條稍微變熟但仍維持硬度。品嘗醬汁，加入鹽和胡椒調味。

3. 取出大蒜瓣，關火並加入羅勒攪拌均勻。將「義大利麵」撒上起司粉並盛盤上桌。

煎絞肉散蛋

份量：2 人份

材料：

- 1 湯匙特級初榨橄欖油，可酌量增量用於煎煮
- 1/2 磅牛絞肉或豬絞肉（約 225 克）

  1/2 茶匙大蒜，磨碎
- 2 湯匙低鈉醬油
- 6 盎司甘藍菜，切絲（約 170 克）
- 1 顆雞蛋，打散
- 2 茶匙辣椒醬（可酌量增加）
- 1 湯匙芝麻油

作法：

1. 大型平底鍋加入些許橄欖油，開中火加熱，放入牛絞肉或豬絞肉煎煮 8 至 10 分鐘直到熟透。
2. 鍋內水分收乾後加入大蒜煎 1 分鐘，不要煮過頭。
3. 加入甘藍、醬油，翻炒直到軟嫩。
4. 將所有食材移到平底鍋一側，騰出空間炒蛋，炒蛋過程中加入辣椒醬攪拌。
5. 當雞蛋熟了，將食材平均分到 2 個碗或盤子上。淋上芝麻油，可根據喜好加入更多辣椒醬或醬油。

脆烤白花椰菜排佐櫛瓜泥

份量：4 人份

🥕 材料：

- 2 朵白花椰菜，切掉葉子，保留中間的梗（約 900 克）
- 1 湯匙甜紅椒粉（可酌量增加）
- 猶太鹽和新鮮研磨黑胡椒
- 特級初榨橄欖油
- 2 瓣大蒜，切碎
- 1 磅櫛瓜，去蒂頭，切成 4 等份再切成小塊（約 450 克）
- 1/4 杯芝麻醬
- 1/4 杯全脂希臘優格
- 2 湯匙新鮮檸檬汁
- 2 顆紅蔥頭，薄切（非必要）

🍴 作法：

1. 烤箱預熱至 230℃，烤盤放在中間層，並噴灑烹飪油。
2. 花椰菜梗立在砧板上，使用銳利的刀從花椰菜的中心切成 2 片約 2.5 公分厚，將花椰菜梗平鋪在烤盤上。粗切剩餘的花椰菜備用。
3. 小碗內加入紅椒粉、1 茶匙鹽和 1/2 茶匙黑胡椒攪拌均勻。花椰菜梗上淋上 2 湯匙橄欖油，再用刷子均勻塗抹。將花椰菜梗翻面再均勻塗抹。將紅椒調味粉均勻撒上花椰

菜梗。放入烤箱烘烤約 30 至 35 分鐘，過程翻面一次，直到花椰菜梗可輕鬆用刀子穿透，且邊緣呈現酥脆咖啡色。

4. 同時，使用 12 吋平底鍋加入 1 湯匙橄欖油，用中大火加熱。加入切碎的花椰菜、適量的鹽和胡椒。翻炒約 5 分鐘直到花椰菜邊緣開始變色。倒入 1/4 杯的水，蓋上鍋蓋繼續烹煮約 10 分鐘，直到花椰菜軟化變成碎塊。將食材倒入一個中型碗內。

5. 將平底鍋放回爐上，再加入 1 湯匙橄欖油，用中大火加熱。加入大蒜、櫛瓜、一搓鹽和胡椒，均勻拌炒，蓋上鍋蓋繼續燉煮約 5 分鐘，途中偶爾掀蓋攪拌，直到櫛瓜軟化變成碎塊。打開鍋蓋繼續烹煮約 3 至 4 分鐘，直到鍋內水分完全收乾。

6. 櫛瓜在燉煮的同時，將已經煮熟的花椰菜梗用馬鈴薯搗碎器壓成泥狀，就像馬鈴薯泥的狀態。加入芝麻醬、優格、檸檬汁，攪拌均勻。加入烹煮後的櫛瓜食材、1/2 茶匙的鹽、1/2 茶匙的胡椒，輕輕攪拌。

7. 將花椰菜盛盤並均勻鋪上櫛瓜，撒上紅椒粉，喜歡的話也可放上紅蔥頭，即可上桌。

青醬起司茄子和蘆筍捲

份量：4 人份

✎ 材料：

- 2 個中型球型茄子（每個約 450 克）
- 3 湯匙特級初榨橄欖油
- 猶太鹽和新鮮研磨黑胡椒
- 1 磅中型蘆筍，修剪並橫切成一半（約 450 克）
- 1 茶匙乾燥奧勒岡葉
- 1 杯現成青醬
- 1/4 杯帕瑪森起司，磨碎
- 8 盎司全脂莫札瑞拉起司或阿夏戈（Asiago）起司，切絲（約 225 克）
- 2 盎司帕芙隆起司，切絲（約 55 克）
- 裝飾用的烤松子（非必要）

🍴 作法：

1. 烤箱預熱至 215℃，2 個烤盤放在上下層位置。

2. 茄子切成 0.6 公分寬的薄片，平鋪在烤盤上。茄子兩面均勻刷上 2 湯匙的橄欖油，撒上適量的鹽和胡椒。將蘆筍放在一個 22×33 公分烤盤上，抹上剩餘 1 湯匙的橄欖油，撒上適量的鹽和胡椒。

3. 把茄子放在烤箱中的下層，蘆筍放在上層，烘烤約 10 分鐘，直到茄子變軟但沒有變色。取出蔬菜，放置冷卻。

4. 中型碗內放入所有的起司和奧勒岡葉，攪拌均勻，保留約 1/2 杯的混合起司。把冷卻的茄子放在做菜的平臺上，每份茄子中間放上 2 根蘆筍。將混合起司均勻塗抹在每份茄子上，將其捲成圓筒狀。把蔬菜捲平鋪在烤盤上。

5. 在蔬菜捲上均勻抹上青醬，撒上剩餘的混合起司。烘烤約 12 至 15 分鐘，直到起司醬冒泡融化，頂部變成微微的金黃色。

6. 從烤箱取出食材冷卻 10 分鐘，喜歡的話可以撒上松子，即可享用。

牛蕃茄鑲費城起司牛

份量：4 人份

🥕 材料：

- 2 顆大顆牛番茄，每顆切成 4 塊（每塊約 1.3 公分）
- 2 湯匙特級初榨橄欖油
- 猶太鹽和新鮮研磨黑胡椒
- 1 顆中型黃洋蔥，切片
- 1 顆紅椒，薄切
- 1 磅牛肉片（約 450 克）
- 2 湯匙奶油
- 8 片帕芙隆起司，粗切；或 8 盎司切絲的帕芙隆起司（約 225 克）

🍴 作法：

1. 烤箱預熱，烤盤距離加熱處約 15 公分。烤盤上放烤網，噴灑烹飪油。

2. 番茄平鋪在烤架上，淋上 1 湯匙橄欖油，撒上 1/2 茶匙鹽和 1/2 茶匙黑胡椒。放入烤箱，烘烤 6 至 8 分鐘直到番茄冒泡，邊緣開始變焦。取出烤盤，保持烤箱的門開啟。

3. 使用 12 吋平底不沾鍋倒入 1 湯匙橄欖油，用中大火加熱直到冒泡。加入洋蔥、紅椒、1/2 茶匙鹽和 1/2 茶匙黑胡椒頻繁攪拌 8 至 10 分鐘，直到洋蔥完全軟化且開始變成金黃色，取出食材放在大碗內。

4. 將平底鍋重新放回，維持中大火，將切好的牛肉片均勻鋪在平底鍋。撒上適量的鹽和胡椒，不要攪拌，直到牛肉變咖啡色但內部仍帶點粉紅色。把牛肉倒進裝有洋蔥食材的大碗內，加入奶油並攪拌均勻。

5. 加入一半切碎的起司，快速攪拌均勻。

6. 用大湯匙將牛肉食材均勻放在每塊番茄的表面。均勻撒上剩餘的起司，確保每塊番茄都均勻覆蓋。放入烤箱烘烤約 2 至 3 分鐘，直到內餡冒泡、變熱，表面起司融化且開始變成金黃色。

7. 取出食材冷卻 5 分鐘，即可上桌。

香辣法蘭克牛排佐墨西哥辣奶油和碳燒花椰菜

份量：4 人份

材料：

- 1 磅法蘭克牛排（約 450 克）
- 1 茶匙猶太鹽（可酌量增加）
- 1/2 茶匙新鮮研磨黑胡椒（可酌量增加）
- 1 茶匙孜然粉
- 1 茶匙香菜粉
- 1/2 茶匙辣椒粉或墨西哥辣椒粉
- 4 湯匙軟化奶油
- 1/4 杯特級初榨橄欖油
- 1 顆萊姆，磨皮
- 1 小罐阿斗波（adobo）墨西哥辣椒，磨碎
- 1 磅花椰菜，修剪成小朵（約 450 克）
- 1 小塊萊姆，稍後盛盤
- 1/2 杯裝飾用新鮮香菜葉，切碎

🍴 作法：

1. 烤箱預熱至 245℃。

2. 用廚房紙巾輕拍並擦乾牛排。取一個小碗，放入 1 湯匙鹽、1/2 茶匙胡椒、孜然粉、香菜粉、辣椒粉，攪拌均勻並保留 1 茶匙備用。將牛排兩面均勻塗抹 1 湯匙橄欖油，調味粉也均勻撒在牛排上，輕輕按摩。靜置 10 分鐘。

3. 取一個小碗，加入奶油、切碎的辣椒、適量的鹽，攪拌均勻並備用。

4. 花椰菜放在烤盤上，淋上 1 湯匙橄欖油，撒上剩餘的調味粉，用夾子確保都均勻附著。烘烤 10 至 12 分鐘，過程翻動一次，直到邊緣變得焦脆。

5. 取出食材，將烤熱的花椰菜和萊姆皮攪拌均勻，如果喜歡也可再加入些許鹽和胡椒。在平底鍋加入剩餘 2 湯匙的橄欖油，開中大火加熱。放入牛排煎煮約 4 至 5 分鐘，不要翻面，直到底部開始變色。牛排翻面，火力轉至中火，繼續煎煮 3 至 4 分鐘，直到肉質變硬，大約三分熟，內部溫度為 50℃。牛排盛盤，靜置 10 分鐘。

6. 同時，平底鍋移開火爐並加入辣椒奶油持續攪拌，挑出變焦的部分，直到奶油融化；將奶油留在平底鍋。

7. 將靜置牛排流出的肉汁倒回平底鍋，橫切牛排成薄片再放回盤子中。把融化的奶油淋上牛排並搭配花椰菜，根據喜好撒上香菜，也可擠上一塊萊姆汁，即可上桌。

索爾茲伯利牛排佐迷迭香奶油蘑菇和新鮮番茄沙拉

份量：4 人份

✎ 材料：

- 1 磅牛絞肉（8 成瘦肉為最佳，約 450 克）
- 1 小顆甜洋蔥，切碎
- 2 大顆雞蛋，打成蛋液
- 1 湯匙伍斯特醬或醬油
- 猶太鹽和新鮮研磨黑胡椒
- 1/4 杯低碳餅乾，壓碎
- 2 湯匙特級初榨橄欖油（可酌量增加）
- 4 湯匙奶油
- 2 茶匙紅酒醋
- 1 磅蘑菇，修剪薄切（約 450 克）
- 1 湯匙新鮮迷迭香，切碎；或 1 又 1/2 茶匙迷迭香粉
- 1 茶匙新鮮研磨薑末或 1/2 茶匙薑粉
- 1 磅熟番茄（無改良品種為最佳），薄切（約 450 克）
- 1/2 杯新鮮羅勒葉，撕碎；或 2 茶匙乾羅勒

作法：

1. 中型碗內放入牛肉和洋蔥，另一個小碗內放入雞蛋、伍斯塔醬（或醬油）、2 茶匙鹽、1 茶匙黑胡椒，攪拌均勻。加入碎餅乾攪拌均勻，靜置約 5 分鐘直到軟化。

2. 在牛絞肉裡加入雞蛋混合，用雙手把所有食材均勻混合。平均分成 4 等份，塑成漢堡排的形狀，厚度約 1.3 公分。

3. 平底不沾鍋內加入油，並用中火加熱直到冒泡。放上漢堡排，煎煮約 4 至 5 分鐘直到漢堡排變成金黃色。漢堡排翻面，火力轉至中火，繼續煎煮約 4 至 5 分鐘，直到肉質變硬，中心溫度顯示約 55℃。將漢堡排盛盤，上面覆蓋鋁箔紙保溫。

4. 平底鍋加入奶油、蘑菇、迷迭香、薑末、一大撮鹽和胡椒，用中大火加熱拌炒 8 至 10 分鐘，用矽膠刮刀把變色的部分取出，烹煮直到蘑菇軟化並開始變色，鍋內水分也完全收乾。

5. 把靜置的漢堡排流出的肉汁淋在蘑菇食材中，均勻拌炒。將番茄分成 4 盤，淋上醋和橄欖油。撒上適量的鹽和胡椒後再撒上羅勒。

6. 把索爾茲伯利牛排鋪在番茄上，再放上蘑菇，即可上桌。

獵人醬牛排佐白花椰菜飯

份量：4 人份

材料：

- 1 磅牛排（約 450 克），切成 2.5 公分塊狀
- 猶太鹽和新鮮研磨黑胡椒
- 2 湯匙橄欖油
- 1 顆中型洋蔥，切片
- 3 瓣大蒜，薄切
- 8 盎司蘑菇，修剪切成 4 瓣（約 225 克）
- 3 湯匙奶油
- 1 顆小顆紅椒，去蒂頭和籽，切成 2.5 公分大小塊狀
- 1 顆小顆青椒，去蒂頭和籽，切成 2.5 公分大小塊狀
- 1 罐 14 盎司無糖番茄泥（約 400 克）
- 1 把新鮮羅勒葉，撕碎；或 1 茶匙乾羅勒（或者義大利香料粉）
- 4 杯生白花椰菜飯
- 1 撮紅辣椒片

⭐ 作法：

1. 將牛排均勻抹上 2 茶匙的鹽和 1/2 茶匙的黑胡椒。

2. 使用 12 吋平底不沾鍋加入油，用中大火加熱直到冒泡。將牛排平鋪放入，先煎煮 2 至 3 分鐘且不要拌炒，直到底部變成金黃色。拌炒直到牛肉表面不再呈現粉紅色。將牛肉盛盤。

3. 平底鍋加入洋蔥、大蒜、蘑菇、1/2 茶匙鹽、1/2 茶匙黑胡椒，頻繁拌炒 6 至 8 分鐘，直到洋蔥和蘑菇軟化且開始變色。加入切塊的紅椒、青椒，拌炒 5 分鐘直到甜椒軟化。倒入番茄泥、紅辣椒片，持續燉煮直到快要沸騰。蓋上鍋蓋，火力轉至中火，燉煮 6 至 8 分鐘，直到食材變得非常柔軟。

4. 同時間，將白花椰菜飯放在可微波的碗裡，再加入 1 湯匙的水、1/2 茶匙的鹽、1/4 茶匙黑胡椒，蓋上蓋子。用高溫微波 4 分鐘，將碗取出，小心移開蓋子，加入奶油攪拌直到融化。

5. 平底鍋的食材軟化後，加入牛排和醬汁，烹煮約 2 分鐘直到肉質溫度上升但中心仍保持粉紅色。關火，撒上羅勒葉或香料粉，靜置 5 分鐘。

6. 在白花椰菜飯上鋪上牛排，即可上桌。

墨西哥辣椒肉餡玉米餅碗

份量：2 人份

材料：

- 1 湯匙特級初榨橄欖油
- 1/2 杯洋蔥，切碎
- 1/2 顆甜椒，切碎
- 1/2 茶匙海鹽
- 1/4 茶匙胡椒
- 2 盎司綠辣椒，切丁（約 55 克）
- 6 盎司紅色墨西哥辣醬（約 170 克）
- 2 湯匙塔可醬
- 3/4 杯切達起司，切絲
- 1 又 1/2 杯熟雞肉，切絲
- 1/2 杯茅屋起司
- 2 杯熟白花椰菜飯

作法：

1. 烤箱預熱至 205℃。
2. 大型煎鍋倒入橄欖油，中火加熱。
3. 加入洋蔥、甜椒並拌炒 10 分鐘直到軟化。
4. 火力轉至小火，加入切丁綠辣椒、1/4 杯水、鹽、胡椒、塔可醬，均勻拌炒直到塔可醬完全溶解。
5. 加入雞肉絲、茅屋起司、一半的切達起司、墨西哥紅辣椒醬，攪拌均勻至完全融合，接著灑上剩餘的切達起司。
6. 烘烤 10 至 15 分鐘，或者直到起司邊緣呈現金黃色。
7. 取出食材並鋪在白花椰菜飯上，即可享用。

佛陀能量碗

份量：2 人份

🥕 材料：

- 4 杯菠菜
- 1 湯匙特級初榨橄欖油
- 1 杯白花椰菜飯
- 海鹽和新鮮研磨黑胡椒
- 1 顆櫻桃蘿蔔
- 1 顆大顆檸檬現榨成檸檬汁
- 1 顆大顆酪梨，去核去皮並切片

- 1 根中型胡蘿蔔
- 1/2 杯紫甘藍菜，切絲
- 1/2 杯熟鷹嘴豆
- 1 湯匙芝麻
- 搭配享用的芝麻醬

🍴 作法：

1. 將菠菜分成 2 碗。
2. 平底鍋倒入橄欖油並用入火加熱，加入白花椰菜飯，拌炒幾分鐘，加入適量的鹽和胡椒調味。
3. 將白花椰菜飯分成 2 碗，分別放上半顆切片酪梨。
4. 櫻桃蘿蔔切成薄片，用削皮刀將胡蘿蔔削成條狀。取另一個碗加入甘藍菜、櫻桃蘿蔔、鷹嘴豆、芝麻、胡蘿蔔、檸檬汁，用夾子攪拌均勻。平均分配到 2 碗中。
5. 撒上鹽和胡椒，可搭配芝麻醬享用。

低碳漢堡能量碗

份量：2 人份

🥕 漢堡材料：

- 1/4 茶匙鹽
- 1/4 茶匙研磨黑胡椒
- 1/2 茶匙大蒜粉
- 1/3 杯切達起司，切絲
- 1/2 茶匙伍斯塔醬
- 1/2 茶匙第戎芥末醬
- 1/2 磅牛絞肉（約 225 克）

🥕 能量碗材料：

- 2 杯萵苣，切碎
- 1/2 杯葡萄番茄，切片
- 1/2 杯切達起司，切絲
- 2 湯匙低碳沙拉醬
- 1 顆中型酪梨，去核去皮切片
- 1/3 杯紅洋蔥，切丁或切片

🍴 作法：

1. 牛絞肉放入平底鍋，用中火加熱，過程中用矽膠刮刀打散絞肉。

2. 在絞肉煮熟之前，還帶點粉紅色的時候，加入鹽、胡椒、大蒜粉並繼續烹煮。將牛肉炒乾，火力轉至小火，加入起司、伍斯塔醬、第戎芥末醬，攪拌均勻直到起司融化。

3. 取 2 個碗，底層鋪上萵苣，再放上絞肉、紅洋蔥、番茄、酪梨、切絲起司。每碗淋上 1 湯匙的沙拉醬。

鮭魚酪梨能量碗

份量：2 人份

🥕 能量碗材料：

- 1/2 茶匙鹽
- 2 杯迷你菠菜，洗淨瀝乾
- 1 杯熟花椰菜
- 1 根中型小黃瓜，削皮切丁
- 6 盎司鮭魚，去皮（約 170 克）
- 1/2 顆大顆酪梨，去核去皮切片
- 1 杯櫻桃番茄，切半
- 1/2 杯酥脆費達起司
- 1 小顆櫻桃蘿蔔，切片

🥕 奶油醬汁材料：

- 1/3 杯美乃滋
- 2 湯匙特級初榨橄欖油
- 1/2 杯全脂希臘優格
- 1 茶匙檸檬皮
- 猶太鹽和新鮮研磨黑胡椒
- 1 湯匙檸檬汁
- 1 茶匙第戎芥末醬
- 1 瓣大蒜，磨碎
- 1/4 杯新鮮蒔蘿，切碎

🍴 作法：

1. 烤箱預熱至 175℃。烤盤鋪上鋁箔紙。

2. 把所有醬汁食材倒入一個小碗，攪拌均勻直到完全融合。

3. 鮭魚撒上鹽，放入烤箱烘烤，直到鮭魚呈現你喜歡的熟度（大約 6 分鐘為三分熟，11 分鐘為五分熟）。冷卻之後，將鮭魚平均切塊。

4. 將鮭魚、菠菜、小黃瓜、花椰菜、酪梨、番茄平均分配到 2 個碗裡，接著撒上費達起司和櫻桃蘿蔔片，淋上醬汁即可享用。

肉丸子能量碗

份量：2 人份

🥕 肉丸子材料：

- 1/4 杯生酮麵包粉
- 2 湯匙醬油
- 1/4 杯白洋蔥，切丁
- 1/2 磅牛絞瘦肉（約 225 克）
- 1/2 茶匙是拉差（sriracha）香甜辣椒醬
- 1/4 茶匙猶太鹽
- 1/4 茶匙新鮮研磨黑胡椒

🥕 能量碗材料：

- 1 根中型小黃瓜，削皮切塊
- 2 湯匙米酒醋
- 2 杯煮熟白花椰菜飯
- 1 茶匙紅椒粉（非必要）

🥕 醬料材料：

- 1/3 杯美乃滋
- 1/2 茶匙洋蔥粉
- 2 茶匙是拉差香甜辣椒醬
- 1 瓣大蒜，磨碎
- 1 茶匙第戎芥末醬
- 1 湯匙減糖番茄醬
- 1 茶匙伍斯塔醬

🍴作法：

1. 烤箱預熱至 205℃。

2. 取一個大型碗放入牛絞肉、麵包粉、醬油、是拉差辣椒醬、洋蔥、鹽、胡椒，攪拌均勻後捏成 8 個肉丸子。

3. 取一個中型碗放入小黃瓜、米酒醋，也可加入紅椒粉。用夾子拌勻直到小黃瓜都均勻覆蓋，放入冰箱裡備用。

4. 烤盤鋪上烘焙紙，再放上肉丸子，烘烤 10 至 15 分鐘直到肉丸子熟透。

5. 同時可製作醬汁。取一個中型碗，加入美乃滋、洋蔥粉、是拉差辣椒醬、大蒜、芥末醬、番茄醬、伍斯塔醬，攪拌均勻。

6. 當肉丸子烤熟後，加到醬汁碗內，用夾子攪拌直到均勻覆蓋在丸子上。將白花椰菜飯和小黃瓜平均分配到 2 個碗，再平均放置肉丸子在碗內。

墨西哥雞肉能量碗

份量：2 人份

🥕 **材料：**

- 2 湯匙特級初榨橄欖油
- 1/4 茶匙大蒜粉
- 3 湯匙新鮮萊姆汁
- 1/2 茶匙辣椒粉
- 1/2 茶匙鹽
- 1/2 茶匙孜然
- 6 盎司雞胸肉，去骨去皮（約 170 克）
- 1/2 杯紅甜椒，切丁
- 2 杯白花椰菜飯
- 1/2 杯新鮮番茄，切丁
- 1/2 顆大顆酪梨，去核去皮切塊
- 1/4 杯切達起司，磨碎
- 1/2 杯紅洋蔥，切丁
- 1/4 杯香菜，切碎

作法：

1. 小碗內加入 1 又 1/2 茶匙油、大蒜粉、萊姆汁、辣椒粉、鹽、孜然，攪拌均勻。加入雞胸肉，攪拌均勻，讓雞胸肉在醬料裡醃漬 1 至 2 小時。

2. 取出雞肉，放入平底鍋，用中火加熱約 6 至 8 分鐘，直到雞肉內部不再呈現粉紅色。雞肉煮熟之後，靜置冷卻在切成方塊或小塊。

3. 將切碎的紅甜椒放入平底鍋，用中火烹調至軟化。將雞肉放回平底鍋和紅椒一起用小火燉煮。

4. 另一個大型平底鍋內，加入白花椰菜飯和剩餘的油，用中火拌炒大約幾分鐘，再把火轉至小火，蓋上鍋蓋，並燉煮 3 至 5 分鐘。打開鍋蓋，拌炒花椰菜，讓鍋內水分收乾。

5. 將花椰菜平均舀在 2 個碗，再放上雞肉、番茄、酪梨、起司、洋蔥、香菜。趁熱享用。

夏威夷波奇能量碗

份量：2 人份

✎ 辣美乃滋醬材料：

- 3 湯匙美乃滋
- 2 茶匙芝麻油
- 1/2 顆檸檬汁
- 2 茶匙是拉差辣椒醬

✎ 能量碗材料：

- 6 盎司鮪魚或鮭魚，切成 2.5 公分塊狀（約 170 克）
- 1/2 杯細香蔥
- 1/4 杯白洋蔥，切丁
- 1 根中型小黃瓜去皮切丁
- 1/2 顆大顆酪梨去核去皮切丁
- 2 湯匙低鈉醬油
- 3 盎司春季野菜沙拉（約 85 克）
- 1/3 杯胡桃、美國山核桃或夏威夷果，切碎
- 1 茶匙黑芝麻

🍴 作法：

1. 將美乃滋、油、檸檬汁、是拉差辣椒醬放在小碗內攪拌均勻，製作成醬料。

2. 中型碗內加入魚肉、細香蔥、洋蔥、小黃瓜、酪梨、醬油輕輕攪拌，加入辣美乃滋醬料，保留 1 茶匙醬料在最後盛盤時淋上。

3. 將春季野菜沙拉撕成小塊，平均分配在 2 個碗內。

4. 舀出魚肉食材放到野菜沙拉上，撒上核桃、芝麻，再淋上剩餘的辣美乃滋。

費城起司牛排碗

份量：2 人份

✎ 材料：

- 1 顆小顆洋蔥，薄切
- 1 瓣大蒜，磨碎
- 1/2 顆青椒，薄切
- 2 湯匙酪梨油（可酌量增加）
- 4 盎司蘑菇，薄切（約 113 克）
- 6 盎司牛排，薄切（約 170 克）

- 1/2 顆甜椒，薄切
- 海鹽和黑胡椒
- 2 片帕芙隆起司

🍴 作法：

1. 大型平底鍋內倒入油，用中大火加熱。加入洋蔥、蘑菇、大蒜、甜椒，拌炒直到蘑菇和甜椒稍微變色，且洋蔥呈現半透明。盛盤備用。

2. 牛排撒上鹽和胡椒。平底鍋用中大火加熱，加入少許油。當鍋子變熱，加入牛排。稍微攪拌以免牛排燒焦，大約煎煮 5 分鐘直到牛肉熟透。

3. 火力轉小，將蔬菜食材重新放回平底鍋，攪拌均勻。在平底鍋內分成 2 份，每份鋪上一片帕芙隆起司。當起司融化後，將牛排和蔬菜分別放入 2 個碗中，趁熱享用。

點心

果昔

培根酪梨醬炸彈

份量：4 人份（每份 2 塊）

🔪 材料：

- 5 片大片培根
- 1 顆小顆酪梨
- 1 瓣大蒜，壓碎
- 1/2 茶匙孜然
- 1/2 杯軟化奶油
- 2 湯匙新鮮香菜，切碎
- 2 湯匙新鮮現榨萊姆汁
- 1/2 茶匙辣椒，切碎
- 1/2 顆小顆白洋蔥，切丁
- 猶太鹽和新鮮研磨黑胡椒

🍴 作法：

1. 烤箱預熱至 190℃。

2. 烤盤放上烘焙紙，上面平鋪培根，確保培根片不會重疊壓在一起。

3. 放入烤箱烘烤 10 至 12 分鐘，直到培根接近酥脆，但沒有烤過頭。完成後，將培根放置在一旁備用。

4. 酪梨切半，去核，去皮。中型碗內放入酪梨、大蒜、孜然、奶油、香菜、萊姆汁，並均勻搗碎。加入洋蔥，攪拌均勻，接著依照喜好撒上鹽和胡椒調味。

5. 蓋上碗，把酪梨醬食材放入冷藏 30 分鐘。

6. 把靜置的培根撕成小碎塊。

7. 從冰箱取出酪梨醬，用湯匙舀出酪梨醬並塑成 8 個球狀，再將培根碎片均勻包覆每個酪梨球。將培根酪梨球分散放在盤子上，在室溫中靜置。

※ 注意：沒吃完的部分可以冷藏稍後再享用，放在真空保鮮盒且冷藏可以保存一週。

培根酪梨炸彈

份量：2 人份

材料：

- 1 顆大顆酪梨
- 1/2 杯切達起司，切絲
- 4 片培根

作法：

1. 烤箱預熱至 230℃。烤盤鋪上烘焙紙。
2. 酪梨橫向切開（不是縱向長切），去核、去皮。
3. 舀出一些果肉，讓中心空間放得下起司。
4. 將起司放入酪梨中，把兩瓣酪梨合併，接著用 4 片培根將酪梨包起來。
5. 將酪梨培根放進烤箱，烘烤約 5 分鐘。
6. 一旦上層的培根烤熟，用夾子將酪梨翻面，繼續烘烤 5 分鐘直到另一側的培根也烤熟。
7. 取出酪梨培根，切半後即可享用。

培根裹蘆筍

份量：2 人份

🥕 材料：

- 3 根蘆筍嫩莖
- 2 片培根
- 特級初榨橄欖油（塗抹在蘆筍上）

🍴 作法：

1. 烤箱預熱至 230℃。烤盤鋪上烘焙紙。

2. 蘆筍洗淨，修剪蘆筍的底部，並維持 15 公分長，再切成長 7 公分，總共 6 段蘆筍。每一段蘆筍都抹上橄欖油。

3. 將每片培根切成 3 段，每片培根包 1 段蘆筍，再用牙籤固定住。

4. 將包好的培根、蘆筍放在烤盤，烘烤約 10 分鐘直到培根變得酥脆，或者烘烤至你喜歡的熟度。

5. 靜置冷卻幾分鐘，趁熱享用。

低碳巧克力餅乾

份量：7 人份（每份 3 塊）

✎ 材料：

- 3 杯杏仁粉
- 1/2 茶匙泡打粉
- 1/4 茶匙鹽
- 1/2 杯無糖巧克力脆片
- 1/2 杯甜味劑（如有機羅漢果提煉物、菊薯糖漿、有機甜菊液提煉物）
- 2 顆雞蛋
- 1 湯匙純香草精
- 3/4 杯椰子油或 1/2 杯融化奶油

🍴 作法：

1. 烤箱預熱至 175℃。烤盤鋪上烘焙紙。
2. 中型碗內放入杏仁粉、甜味劑、泡打粉、鹽、巧克力脆片攪拌均勻。
3. 另一個碗內放入雞蛋、香草精、椰子油，攪拌成奶霜狀。
4. 把雞蛋食材倒入杏仁粉食材裡，用電動攪拌機或湯匙均勻混合直到形成麵團狀。
5. 舀出約 2.5 公分大小的麵團，放在烤盤上輕輕壓扁，烘烤約 10 分鐘，或者直到麵團變成金黃色。

餅乾脂肪炸彈

份量：10 人份（每份 2 塊）

材料：

- 1/2 杯軟化奶油
- 1 杯杏仁粉
- 1 茶匙香草精
- 1/8 茶匙鹽
- 1/2 杯無糖巧克力脆片
- 8 盎司室溫鮮奶油起司（約 225 克）
- 1/4 杯甜味劑（如有機羅漢果提煉物、菊薯糖漿、有機甜菊液提煉物）

作法：

1. 大碗內放入奶油、鮮奶油起司、甜味劑，用電動攪拌機攪拌至鬆軟。
2. 加入杏仁粉、香草精、鹽，攪拌均勻，接著加入巧克力脆片。
3. 舀出 1 湯匙大小並塑成球狀，放在烘焙紙上。
4. 放入冰箱冷藏或冷凍直到呈現你喜歡的硬度。

酪梨脆片

份量：4 人份（每份 4 片）

材料：

- 1/2 杯純杏仁磨粉
- 1/2 杯生酮麵包粉
- 1/2 茶匙大蒜粉
- 1/2 茶匙辣椒粉
- 1/2 茶匙孜然
- 1/2 茶匙海鹽
- 2 顆大顆雞蛋
- 1/2 杯杏仁粉
- 2 顆酪梨（成熟但仍堅硬）
- 噴霧式酪梨油

🍴 作法：

1. 烤箱預熱至 215℃。烤盤鋪上烘焙紙並噴灑酪梨油。

2. 大型的淺碗內放入純杏仁磨粉、麵包粉、大蒜粉、鹽、辣椒粉、孜然，攪拌均勻。

3. 在小碗內放入雞蛋並打散，另一個碗內倒入杏仁粉（提醒：2 種碗的尺寸要大到可以放入酪梨切片，因稍後要將食材裹在酪梨上）。

4. 酪梨去核、去皮，並切成 8 片。

5. 先將酪梨片沾上杏仁粉，確保杏仁粉完全包覆酪梨，並輕甩掉多餘的粉，接著再沾附蛋液，最後將酪梨片沾滿麵包粉，並輕甩多餘的部分。

6. 將酪梨片放在烤盤上，輕輕噴灑酪梨油。烘烤 10 至 15 分鐘或直到酪梨變成金黃酥脆。

7. 趁熱享用或冷卻至室溫再享用。

甜椒鑲肉

份量：2 人份

🥕 材料：

- 2 顆小型甜椒
- 1 湯匙特級初榨橄欖油
- 1/2 磅牛絞肉（約 225 克）
- 1 茶匙猶太鹽
- 1/2 顆小顆洋蔥切丁
- 1 瓣大蒜，磨碎
- 1/2 茶匙辣椒粉
- 1/2 茶匙乾燥奧勒岡葉
- 1 茶匙棕色芥末醬
- 1/4 茶匙洋蔥粉
- 研磨黑胡椒
- 1 顆小顆李子番茄切丁

🍴 作法：

1. 烤箱預熱。烤盤鋪上鋁箔紙，盡可能放置在距離加熱處約 20 公分的位置。

2. 切開甜椒上方，去除籽和薄膜，並用冷水洗淨。

3. 取一個大鍋，加水並煮沸。加入甜椒、將火力轉小，燉煮約 5 分鐘直到甜椒軟化。瀝乾並靜置備用。

4. 取一個中型平底鍋，開中大火，加入 1 又 1/2 茶匙橄欖油加熱，加入牛肉烹煮約 15 至 20 分鐘，最後加入 1/2 茶匙的鹽，用帶孔湯匙撈起並靜置備用。

5. 倒掉平底鍋多餘的油，再次用中大火加熱。加入剩餘 1 又 1/2 茶匙的橄欖油。加入洋蔥、大蒜，並拌炒 2 至 3 分鐘直到軟化且香味四溢。加入辣椒粉、奧勒岡葉、芥末、洋蔥粉，拌炒直到洋蔥均勻覆蓋醬料，再加入 1/2 茶匙的鹽和胡椒調味。

6. 加入番茄，攪拌並燉煮 3 至 4 分鐘。加入牛肉再燉煮到熟透。

7. 將牛肉放入甜椒內，並放在烤盤上，烘烤 3 至 5 分鐘到熟透。

※ 提醒：本道餐點作為點心時，一次吃 1 個。若為午餐或晚餐則一次可享用 2 個。

漢堡脂肪炸彈

份量：5 人份（每份 2 個）

🥕 材料：

- 1/2 磅牛絞肉（約 225 克）
- 1/4 茶匙孜然
- 1 又 1/2 茶匙大蒜粉
- 海鹽和新鮮研磨黑胡椒
- 1 湯匙冷卻奶油，切成 10 小片
- 切達起司，切成 10 小塊或 2.5 公分的正方形塊狀

🍴 作法：

1. 烤箱預熱至 175℃。在瑪芬烤皿中噴灑少許烹飪油。
2. 小碗內放入牛絞肉、孜然、大蒜粉、海鹽、胡椒，攪拌均勻。
3. 將牛絞肉食材塑成 10 個小圓餅狀，每個圓餅鋪上 1 片奶油、1 塊起司，再將圓餅揉成球狀，讓奶油和起司可以完全融合在牛肉裡。
4. 將肉丸子放入烤皿，烘烤約 15 分鐘或直到熟透。

※ 提醒：想要攝取更多熱量和不同口味，可以在肉丸子外層裹培根，烘烤直到培根呈現你喜歡的熟度。

清爽草莓果昔

份量：2 人份

材料：

- 1 杯無糖杏仁奶、椰奶或你喜歡的牛奶
- 1/2 杯全脂希臘優格
- 1 杯碎冰
- 1 杯冷凍草莓，切半

作法：

1. 調理機中倒入牛奶、優格、碎冰，攪拌均勻，再加入草莓並攪拌直到呈現奶霜狀。

2. 將果昔分成 2 杯，一杯立即享用，另一杯先保存，稍後再飲用。

奶油脂肪酪梨果昔

份量：2 人份

🥕 材料：

- 1 杯無糖杏仁奶或椰奶
- 1/2 杯全脂希臘優格
- 1/2 茶匙香草精
- 10 個冰塊
- 1 顆大顆酪梨，去核去皮切片

🍴 作法：

1. 調理機中倒入牛奶、優格、香草精、冰塊並攪拌均勻。
2. 加入酪梨片，攪拌均勻直到呈現奶霜狀，分成 2 杯即可享用！

豐富莓果果昔

份量：2 人份

🥕 材料：

- 1 杯無糖杏仁奶或椰奶
- 1/2 杯全脂希臘優格
- 1 杯冷凍藍莓和草莓
- 1/2 茶匙香草精
- 5 個冰塊

🍴 作法：

1. 調理機中放入牛奶、優格、莓果、香草精、冰塊，攪拌均勻直到呈現奶霜狀。
2. 倒入 2 個杯中即可享用！

美味巧克力果昔

份量：2 人份

材料：

- 1 又 1/2 杯無糖杏仁奶或椰奶
- 1/2 顆酪梨，去核去皮切片
- 1/4 杯堅果奶油（如杏仁、腰果或榛果）
- 1/2 茶匙香草精
- 2 湯匙羅漢果甜味劑
- 10 個冰塊
- 2 湯匙無糖可可粉

作法：

1. 調理機中倒入杏仁奶、酪梨、堅果奶油、香草精、甜味劑、冰塊，攪拌均勻。

2. 加入可可粉，繼續攪拌直到呈現奶霜狀，分成 2 杯即可享用！

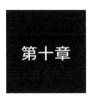

點心

　　生酮飲食越來越盛行之時，許多廠商紛紛做出生酮可食的點心，很多歐美超市商品包裝也會貼上「生酮」的字樣，但不要因為上面貼有生酮，你就肆無忌憚地大吃特吃。在此提醒你，彈性斷食燃脂計畫中，不僅要改善代謝靈活度，還要減重。將零食的攝取熱量控制在 150 卡以內，能有效預防飲食過量，幫助你成功減重而不是變胖。

　　以下兩個列表並非詳盡，但應該可以在這裡找到你喜歡的點心，這個清單裡面也有多元的選擇。如果你想吃的點心不在清單上，要注意熱量維持在 150 卡以內就可以。

　　這些點心分為兩類，方便你容易使用：第一個清單適用於生酮日或低碳水日，第二個清單適用於碳水日或不必遵循嚴格低碳水飲食的平常日。請記得點心是兩餐之間的過渡，並非完整的正餐，在選擇份量時要謹慎考慮。

生酮可食

再次提醒，每次攝取熱量以不超過 150 卡為原則。

- 酪梨脆片
- 2 個漢堡脂肪炸彈（參考第 190 頁食譜）
- 生酮冰淇淋
- 起司泡芙（生酮可食）
- 培根酪梨醬炸彈（參考第 180 頁食譜）
- 小黃瓜壽司
- 餅乾脂肪炸彈（參考第 185 頁食譜）
- 培根裹蘆筍（參考第 183 頁食譜）
- 低碳巧克力餅乾（參考第 184 頁食譜）
- 2 顆水煮蛋
- 10 根迷你胡蘿蔔和 2 湯匙酪梨（或酪梨醬）
- 3 塊火腿起司煎蛋捲（第 125 頁食譜）
- 3/4 杯烤球芽甘藍
- 培根酪梨炸彈（參考第 182 頁食譜）
- 甜椒鑲肉（參考第 188 頁食譜）
- 墨西哥薄片（每份 100 卡）搭配 2 湯匙酪梨醬
- 8 至 10 片櫛瓜脆片
- 生酮可食布朗尼（每份 150 卡）
- 3 盎司（約 85 克）切達起司脆餅（市售包裝）
- 半顆酪梨鑲 3 盎司（約 85 克）鮪魚或鮭魚

- BLT 生菜捲（參考第 197 頁簡易食譜）
- 1 盎司（約 28 克）生酮脆片
- 1/4 杯肉桂烤南瓜籽（參考第 197 頁簡易食譜）
- 起司條（每份 150 卡）
- 藍起司杏桃（參考第 198 頁簡易食譜）
- 牛肉乾（無糖，每份少於 150 卡）
- 1 份醃黃瓜裹火雞肉或火腿
- 10 片起司脆餅（參考第 198 頁簡易食譜）
- 2 湯匙無糖堅果奶油搭配 3 份 10 公分長的芹菜棒
- Pepperette 市售肉乾（每份 150 卡）
- 2 杯生酮爆米花
- 鮭魚小黃瓜（參考第 198 頁簡易食譜）
- 卡布里沙拉（參考第 198 頁簡易食譜）

生酮可食點心簡易食譜

- BLT 生菜捲：一大片蘿蔓生菜葉包 2 片培根、2 片番茄、1 湯匙切絲起司。
- 1/4 杯肉桂烤南瓜籽：

  ①小碗內放入 1 盎司（約 28 克）南瓜籽、1 湯匙特級初榨橄欖油、1/2 茶匙肉桂粉，攪拌均勻。

  ②放在烘焙紙上，以 160℃烘烤約 35 分鐘。

- 藍起司杏桃：
  ①將杏桃剖半去核；小碗內放入 1/3 杯碎藍起司、
    1/8 茶匙鹽、2 茶匙初榨橄欖油，攪拌均勻。
  ②將餡料填入杏桃並放在烘焙紙上，以 190℃烘烤
    2 至 3 分鐘。
- 10 片起司脆餅：薄切切達起司鋪在烤盤上，以 190℃
  烘烤直到酥脆。
- 鮭魚小黃瓜：5 片小黃瓜抹上鮮奶油，放上煙燻鮭魚、
  胡椒、鹽和切碎細香蔥。
- 卡布里沙拉：
  ①2 杯櫻桃番茄切半倒入中型碗，加入 8 盎司（約
    225 克）莫札瑞拉起司塊、1/2 杯新鮮切碎羅
    勒。
  ②小碗倒入 1 湯匙巴薩米克醋、2 湯匙特級初榨橄
    欖油、1/8 茶匙鹽、1/8 茶匙黑胡椒攪拌均勻。
  ③將小碗中的油醋醬倒入中碗的番茄起司食材內並
    攪拌均勻。
  ④提醒：一次享用半份，另外半份放在冰箱冷藏稍
    後再享用。

現成生酮可食點心

　　市面商店或網路有販售許多現成生酮可食的點心。有太多品牌和產品這裡無法一一介紹，只要確定包裝上有：「生酮」、「生酮可食」或「原始人（paleo）」這幾個關鍵字即可。務必記得你要嚴格控制點心的熱量攝取，所以請仔細閱讀包裝上標示的卡路里，確保每次攝取不超過 150 卡的點心。舉例來說，如果包裝上註明每份 150 卡，本包裝含 2 份，就代表你一次只能吃一半，另一半先保存，待稍後再享用。

　　現成生酮可食的點心舉例如下：

- 生酮巧克力棒
- 牛肉乾
- 熟成切達起司條
- 切達起司口味杏仁餅乾
- 生酮花生醬餅乾
- 有機海苔
- 生酮蛋白營養棒
- 生酮墨西哥玉米片
- 豬皮（豬肉脆皮）
- 煙燻培根
- 火雞肉條
- 甜番薯片
- 杏仁奶油生酮杯
- 生酮餅乾（多種口味）
- 生酮杯（多種口味）
- 生酮燕麥棒
- 蛋白營養棒
- 杏仁奶油擠壓包

水果

以下點心每份都不超過 150 卡。你可以在第一週和第二週的任何時候享用，也可以在其他週的碳水日裡享用。

- 1/2 顆切片蘋果，搭配 2 湯匙花生醬
- 1/4 杯散裝葡萄乾
- 1 杯綜合莓果（蔓越莓、藍莓、黑莓）
- 柑橘莓果沙拉：1 杯綜合莓果（蔓越莓、草莓、藍莓、黑莓）加入 1 湯匙新鮮現榨橘子汁並攪拌均勻
- 2 顆中型奇異果
- 1/4 顆酪梨壓碎，搭配全麥餅乾，淋上巴薩米克醋和海鹽
- 起司無花果：2 個小顆無花果，裡面加 1 湯匙低脂瑞可塔起司，並撒上肉桂粉
- 1 杯櫻桃
- 25 顆葡萄
- 1 杯草莓
- 2 顆小顆桃子
- 2 片天然果汁浸泡鳳梨圈
- 3 顆杏桃內鑲 1 湯匙切碎藍起司
- 小顆烤蘋果（約網球大小）撒上肉桂粉
- 香蕉巧克力：半根冷凍香蕉，搭配 2 個小塊的融化巧克力醬

- 2 片火烤或拌炒的鳳梨圈，每片約 0.5 公分厚
- 5 顆冷凍草莓優格（草莓沾優格再冷凍）
- 1 顆中型葡萄柚，撒上 1/2 茶匙的糖，如果喜歡可以炙烤
- 6 個杏桃乾
- 4 個椰棗
- 3 個新鮮無花果
- 1/2 磅（約 225 克）水果沙拉
- 1 顆石榴
- 2 顆甜桃（桃駁李）
- 3 至 4 湯匙櫻桃乾
- 1 根零脂莫札瑞拉起司條，搭配 1/2 顆未削皮的切片蘋果（約棒球大小）
- 1 杯新鮮紅蔓越莓搭配 2 湯匙原味優格
- 1/2 杯切丁哈密瓜，搭配 1/2 杯低脂茅屋起司
- 1 顆中型橘子切片，搭配 2 湯匙切碎胡桃
- 15 片冷凍香蕉切片
- 1 顆中型芒果
- 3/4 杯切半草莓，搭配少許鮮奶油
- 1 顆中型木瓜，淋上萊姆汁（可以灑辣椒粉調味）
- 6 個無花果乾
- 25 顆紅色無籽葡萄
- 1 杯蔓越莓，搭配少許鮮奶油

- 1 顆中型蘋果切片，抹上 1 湯匙天然花生醬
- 1 顆中型梨子，搭配 1 杯低脂或零脂牛奶
- 1/2 顆酪梨，搭配切丁番茄和一撮胡椒
- 1 杯藍莓，搭配少許鮮奶油

蔬菜

- 羽衣甘藍脆片：2/3 杯羽衣甘藍生菜（去梗），搭配 1 湯匙特級初榨橄欖油，以 205℃烘烤至酥脆
- 1/2 顆中型馬鈴薯，搭配少許奶油或 1 湯匙酸奶油
- 1 顆中型紅椒切片，搭配 2 湯匙軟化山羊起司
- 10 根迷你胡蘿蔔，搭配 2 湯匙鷹嘴豆泥
- 5 根小黃瓜切片，搭配 1/3 杯茅屋起司和適量的鹽、胡椒
- 白腰豆沙拉：1/3 杯白腰豆、適量檸檬汁、1/4 杯切丁番茄、4 片小黃瓜
- 1/3 杯芥末青豆
- 1/2 根去籽小黃瓜包 1 片薄切火雞瘦肉，搭配芥末或者零脂美乃滋
- 鷹嘴豆沙拉：1/4 杯鷹嘴豆搭配 1 湯匙碎青蔥、檸檬汁、1/4 杯切丁番茄
- 1 盎司（約 28 克）切達起司，搭配 4 至 5 個櫻桃蘿蔔
- 4 至 5 根芹菜棒，搭配 1 盎司（約 28 克）奶油起司

- 2 束芹菜梗
- 3 瓣烘烤馬鈴薯塊
- 1 根生胡蘿蔔
- 3/4 杯煮熟胡蘿蔔
- 1 杯花椰菜，搭配 2 湯匙鷹嘴豆泥
- 2/3 杯甜豌豆，搭配 2 湯匙鷹嘴豆泥
- 1/2 杯毛豆，搭配適量海鹽
- 1 根中型小黃瓜
- 1 杯萵苣，淋上 2 湯匙零脂醬料
- 希臘番茄：1 顆番茄切丁（約網球大小），搭配 1 湯匙費達起司、些許檸檬汁，攪拌均勻
- 起司麵包番茄：2 顆番茄烘烤後切片，搭配 2 湯匙麵包粉，撒上少許有機帕瑪森起司
- 1 杯切片櫛瓜，加入適量的鹽調味
- 火烤波特菇，上面搭配烤蔬菜、1 茶匙切絲低脂起司
- 1 杯櫻桃蘿蔔，切片或切碎皆可
- 1 根中型玉米搭配調味料
- 1 顆中型番茄，搭配少許鹽調味
- 1/3 杯罐頭紅色腰豆
- 1 顆中型番茄切片搭配少許費達起司和特級初榨橄欖油
- 1 顆中型番茄，烘烤後搭配 2 湯匙有機帕瑪森起司
- 3 片茄子搭配黑豆莎莎醬

- 3 根中型麵包棒搭配鷹嘴豆泥
- 1 湯匙花生搭配 2 湯匙蔓越莓乾
- 1 杯葡萄番茄
- 1/4 杯切片紅椒和 1/4 杯胡蘿蔔切片，搭配酪梨醬
- 1/2 杯黑豆搭配 2 湯匙酪梨醬
- 番茄鑲起司：1/4 杯低脂瑞可塔起司、1 湯匙切丁黑橄欖、少許黑胡椒，均勻混合後，放入 10 顆切半的葡萄番茄內
- 3/4 杯烤火椰菜搭配少許鹽
- 10 根迷你胡蘿蔔，搭配 2 湯匙清爽沙拉沾醬
- 3/4 杯蒸毛豆（毛豆仁）
- 1/2 顆中型酪梨加上適量海鹽
- 1 顆小型烤馬鈴薯搭配莎莎醬和 1 湯匙切絲低脂切達起司
- 甜椒切片：1 杯紅椒切片，上面搭配 1/4 杯加熱黑豆和 1 湯匙酪梨醬
- 1 顆中型紅椒切片，搭配 1/4 杯酪梨醬
- 風味甜椒：甜椒切片後浸泡在 1 湯匙巴薩米克醋，加入適量鹽和胡椒調味
- 1/2 杯烘烤鷹嘴豆
- 2 根蒔蘿酸黃瓜

堅果和種子

- 10 至 16 顆腰果
- 2 湯匙葵花籽
- 17 顆美國山核桃
- 2 湯匙罌粟籽
- 2 湯匙亞麻籽
- 25 顆油炸花生
- 3 湯匙無添加鹽烘烤大豆
- 9 至 12 顆巧克力裹杏仁
- 1/2 杯去殼開心果
- 1/2 杯烤南瓜籽，以少許鹽調味（帶殼）
- 21 顆生杏仁

乳製品

- 1/2 杯低脂或零脂原味希臘優格，搭配適量肉桂和 1 茶匙蜂蜜
- 1 小勺低脂冷凍優格
- 2 根低脂起司條
- 1 盎司（約 28 克）切塊切達起司
- 1/2 杯低脂茅屋起司，搭配 1/4 杯新鮮切片鳳梨
- 1/2 杯低脂茅屋起司，搭配 1 湯匙天然花生醬

- 4.5 盎司（約 127 克）無糖巧克力布丁，搭配 5 片草莓和少許鮮奶油
- 1 片瑞士起司和 8 顆橄欖
- 2 勺雪酪
- 1/2 杯低卡天然香草冰淇淋
- 1 杯優格聖代，搭配 1 湯匙燕麥
- 1/2 杯無鹽茅屋起司和杏仁奶油

隨身點心

- 生菜捲：大片生菜包 1 片火腿或牛肉、甘藍菜、胡蘿蔔或甜椒
- 熱帶茅屋起司：1/2 杯零脂茅屋起司，搭配 1/2 杯新鮮切丁芒果和鳳梨
- 1 顆水煮蛋搭配任一口味貝果調味料
- 8 至 10 顆小型水滴巧克力
- 1/2 杯零脂優格和 1/2 杯藍莓
- 1/2 個全麥英式瑪芬，搭配 1 茶匙水果奶油（比市售果醬口感更柔潤的抹醬）
- 6 盎司（約 170 克）柳橙汁（或做成冷凍水果冰棒）
- 2 片火雞胸肉
- 西瓜沙拉：1 杯生菠菜，加上 2/3 杯切丁西瓜，淋上 1 湯匙巴薩米克醋

- 草莓沙拉：1 杯生菠菜，加上 1/2 杯切片草莓，淋上 1 湯匙巴薩米克醋

- 羽衣甘藍沙拉：1 杯切碎羽衣甘藍，淋上 1 茶匙蜂蜜及 1 湯匙的巴薩米克醋

- 小黃瓜三明治：1/2 個英式瑪芬，搭配 2 湯匙茅屋起司和 3 片小黃瓜

- 小黃瓜沙拉：1 根大型小黃瓜切片，搭配 2 湯匙切碎紅洋蔥及 2 湯匙蘋果醋

- 1 顆水煮蛋，搭配 1/2 杯甜豌豆

- 火雞肉捲：4 片煙燻火雞肉捲起，沾上 2 茶匙蜂蜜芥末醬

- 1 片全麥土司切成 4 條，浸泡在 1/2 杯無糖蘋果醬

- 9 至 10 顆黑橄欖

- 1/2 杯葡萄乾麥片

- 1 杯葡萄番茄搭配 6 塊全麥餅乾

- 7 片鹽味蘇打餅

- 香辣黑豆：1/4 杯黑豆，搭配 1 湯匙莎莎醬和 1 湯匙零脂希臘優格

- 2/3 盎司（約 18 克）黑巧克力

- 迷你脆米餅，搭配 2 湯匙低脂茅屋起司

- 11 又 1/2 盎司（約 325 克）罐 V8 低鈉 100% 還原蔬果汁

- 1/2 片猶太教逾越節無酵薄餅（matzo）

- 20 顆葡萄和 15 顆花生
- 1/3 杯煮熟藜麥
- 1/4 杯低脂燕麥
- 1/2 杯烘烤燕麥穀物片
- 1/2 杯蛤蜊巧達濃湯，盡量以番茄為基底
- 5 顆去核椰棗鑲 5 顆杏仁
- 10 個切半美國山核桃，內鑲 1/2 杯無糖蘋果醬
- 4 塊果醬三明治：2 塊鹽味蘇打餅夾無糖果醬（一共 8 塊餅乾）
- 花生醬和果醬：1/2 個全麥英式瑪芬，搭配 1 湯匙花生醬和無糖果醬
- 蛋沙拉：1 顆水煮蛋搭配 1/2 茶匙低脂美乃滋和香料，抹在 1/2 片全麥土司或全麥貝果
- 鷹嘴豆泥和小黃瓜：1/2 根大型小黃瓜（切小塊），搭配 2 湯匙鷹嘴豆泥
- 蘋果醬和穀物麥片：1 小包（適量）蘋果醬搭配 1/2 杯乾穀物麥片
- 2 顆水煮蛋搭配適量鹽和胡椒
- 2 根冷凍水果棒（無糖）
- 10 顆切半胡桃和 1 片奇異果
- 迷你墨西哥捲：15 公分大小的玉米餅，搭配 2 湯匙豆製沾醬、2 湯匙莎莎醬
- 奇異果和燕麥：1 片奇異果搭配 1/2 杯燕麥穀物

- 1/2 杯天然蘋果片（無糖或無防腐劑）
- 2 湯匙鷹嘴豆泥抹在 4 塊餅乾上
- 1 杯葡萄和 10 顆杏仁
- 巧克力醬沾餅乾棒：用微波爐融化半甜巧克力，接著取 3 根蜂蜜餅乾棒沾巧克力，放入冰箱冷凍直到巧克力醬成型
- 50 塊市售小金魚餅乾（Goldfish crackers）
- 5 塊糙米蔬菜壽司捲
- 1 杯甜豌豆搭配 3 湯匙低脂鷹嘴豆泥
- 1 又 1/2 杯新鮮水果沙拉
- 1/4 杯優格口味葡萄乾
- 2 根芹菜棒搭配 2 湯匙天然花生醬
- 西瓜起司：1 杯切丁西瓜，搭配 2 湯匙切碎費達起司
- 1 杯市售 Cheerios 穀物麥片
- 6 根西瓜串；1 份包含 1 塊切丁西瓜、1 小塊費達起司、1 片小黃瓜，並用牙籤固定成串
- 6 根小黃瓜串：1 份包含 1 片小黃瓜、1 顆櫻桃番茄、1 小球莫札瑞拉起司，並用牙籤固定成串
- 地中海沙拉：1 片番茄、1 根中型小黃瓜切片、1/2 顆小型紅洋蔥切丁，撒上 2 湯匙低脂費達起司
- 1 包原味即溶燕麥、1/2 杯新鮮藍莓、適量肉桂粉

肉類和海鮮

- 6 大顆蛤蜊
- 3 盎司（約 85 克）煮熟蟹肉
- 1 又 1/2 盎司（約 40 克）煮熟太平洋比目魚
- 2 盎司（約 55 克）煮熟龍蝦
- 10 顆煮熟海灣扇貝
- 4 顆大型煮熟干貝
- 2 盎司（約 55 克）煮熟黃鰭鮪魚
- 8 隻小型蝦子搭配 3 湯匙雞尾酒醬
- 2 盎司（約 55 克）煙燻鮭魚
- 6 顆牡蠣
- 10 顆淡菜
- 1/2 杯罐頭蟹肉
- 3 盎司（約 85 克）煮熟鱈魚
- 2 盎司（約 55 克）烤牛瘦肉
- 4 片火雞肉搭配 1 顆中型蘋果切片
- 1 罐鮪魚，瀝乾後調味即可享用
- 生菜包 4 盎司（約 113 克）雞胸肉，搭配蒔蘿芥末醬
- 火雞肉生菜餅：全麥麵餅包 2 片火雞胸肉、切片番茄、切片小黃瓜、生菜
- 火雞肉酪梨捲：1/4 顆酪梨切片成條狀，裹 3 盎司（約 85 克）火雞肉

- 鮪魚沙拉：5 盎司（約 140 克）低卡罐頭鮪魚，搭配 1 湯匙低脂美乃滋和 1 條切丁甜黃瓜（sweet pickle）

零罪惡點心

- 15 根迷你椒鹽脆餅棒，搭配 2 湯匙零脂鮮奶油起司
- 25 塊小圓鹹餅
- 6 塊鹹蘇打餅，搭配 2 湯匙花生醬
- 4 塊全麥餅乾搭配 1 盎司（約 28 克）零脂起司
- 5 塊墨西哥玉米片，搭配 1/3 杯酪梨醬
- 1 片薄片糙米餅，搭配 1 湯匙花生醬
- 1/2 盎司（約 14 克）黑巧克力塊搭配 2 茶匙有機花生醬
- 3 茶匙天然花生醬
- 1 塊脆米餅，搭配 1 湯匙酪梨醬
- 3 塊餅乾抹上少許花生醬
- 7 塊動物造型餅乾（animal crackers）
- 3 杯低卡爆米花
- 2 杯低卡爆米花搭配 1 茶匙奶油
- 11 片墨西哥藍玉米脆片
- 1 又 1/2 杯米香
- 1/2 杯低脂莎莎醬搭配 5 小塊（一口大小）玉米脆片
- 2 塊全麥餅乾，搭配 1 茶匙花生醬和適量肉桂粉

- 1 片七穀比利時鬆餅
- 2 根冰棒
- 1 根小型香蕉切片，搭配 1/2 盎司黑巧克力
- 2 盎司（約 55 克）火雞肉條
- 英式瑪芬披薩：1 個全麥英式瑪芬，鋪上 1 湯匙番茄醬、1 湯匙有機帕瑪森起司，烘烤後即可享用
- 2 塊全麥餅乾搭配 8 盎司（約 225 克）脫脂牛奶
- 4 小塊巧克力餅乾（每塊餅乾比撲克牌略大）
- 10 塊烘烤全麥皮塔脆餅（pita），搭配 3 湯匙莎莎醬
- 2 根 Fudgsicles 巧克力冰棒
- 藍莓雪酪：1/2 杯水果雪酪搭配 1/2 杯藍莓
- 1 盎司（約 28 克）椒鹽脆棒，搭配 1 茶匙蜂蜜芥末醬
- 1/2 個藍莓瑪芬
- 1 杯草莓，沾 1 湯匙融化的半糖巧克力醬
- 12 小塊玉米片，搭配 1/2 杯莎莎醬
- 7 顆橄欖內鑲 1 湯匙藍紋起司
- 4 個鍋貼，沾 2 茶匙低鈉醬油
- 5 塊餅乾抹上少許花生醬
- 2 杯低卡爆米花，搭配 1 湯匙有機帕瑪森起司

運動

　　這一章幫助你整理並思考在計畫過程中想要從事的運動類型和訓練。可想而知，這不是一份全面詳盡的清單，還有其他許多你可以挑戰且變得更健康的運動，來啟動身體的燃脂模式。把這一章當作資源，但不要侷限自己。這些運動是帶給你一些靈感，希望你可以從其他運動中受益，或者根據自己的需求來自行客製。

　　我把運動分成兩大類型——一般有氧運動和高強度間歇訓練。在彈性斷食燃脂計畫中，你可以在每天的運動要求裡結合這兩個類別的運動。例如，如果某天要進行一次 20 分鐘空腹低強度有氧運動，那麼你可以從一般有氧運動類別裡挑選適合或相似的運動；當你必須進行高強度間歇訓練，就從高強度間歇訓練類別中選擇。

　　你會發現，有些運動會同時出現在兩個類別，差別在於

你執行運動的方式。例如，你用緩慢的速度騎行固定或移動式自行車 10 分鐘，那就視為一般有氧運動；假設你在短時間內以高強度方式騎自行車，那就視為高強度間歇訓練。

　　我沒有列出重量訓練和阻力訓練，這兩者訓練可以獨立成一本書。不要擔心，花個幾秒鐘，點擊滑鼠幾下，你會在網路上找到很多相關資訊。

❖ 一般有氧運動

- 橢圓機
- 健行
- 慢跑
- 划船
- 騎自行車（固定式或移動式）
- 爬樓梯
- 游泳
- 步行

❖ 高強度間歇訓練

- 跳箱
- 拳擊
- 波比跳
- 踢臀
- 橢圓機
- 抬膝跑
- 呼拉圈
- 溜冰
- 開合跳
- 弓箭步交互跳
- 跳繩
- 登山跑
- 划船
- 深蹲跳
- 爬樓梯

如何進行高強度間歇訓練

雖然高強度間接訓練這個詞聽起來複雜，但是其實是很簡單的概念。它的方法就是讓身體在短時間內消耗高強度的能量，再進行短時間休息，或者進入低強度消耗能量狀態。這個運動絕妙之處在於你可以用健身房內的器材（例如橢圓機或跑步機）或者你也不需要使用器材（例如步行或運用自己的體重進行健身操）來運動。以下是基礎高強度間接訓練循環的方法，而這個訓練最大的特色之一就是可以根據自身喜好、需求、可用資源來客製運動內容。

15 分鐘高強度間歇訓練循環範例

1. 盡可能快走 30 秒，再緩慢步行 30 秒為 1 個循環，做 5 個循環（即重複 5 次）。
2. 跳繩 30 秒、休息 30 秒為 1 個循環，做 5 個循環。
3. 雙腳過線跳躍 30 秒、休息 30 秒為 1 個循環，做 5 個循環。

以下運動你可以單獨進行，或者加進訓練裡。

❖ 跳箱

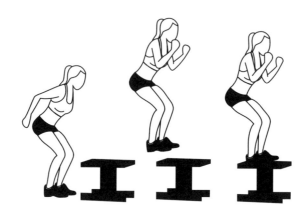

1. 準備一個約 60 公分至 90 公分高，且確保可以承受體重的箱子。當體力進步，可以增加箱子的高度以自我挑戰。

2. 面對箱子，站在適當距離，膝蓋稍微彎曲，上身微微向前傾 45 度，手臂貼在身體兩側並彎曲——這個姿勢有助於產生推動力。

3. 雙臂用力向前推動，同時雙腿往空中跳，雙腳在箱子上著地並呈現微蹲的姿勢，雙臂應保持在前方以保持平衡。請不要用後腳跟著地，而是把重量集中在腳趾前部。

4. 跳下箱子，回到預備姿勢，再次重複。

❖ 波比跳

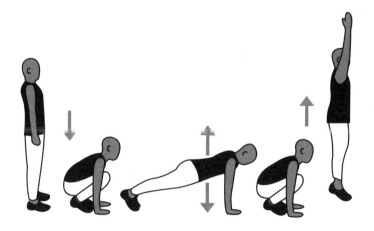

1. 雙腳打開與臀部同寬，雙手擺在身體兩側。身體微微往前傾，重量集中在腳趾前部，腳跟微微離地。

2. 身體呈現深蹲的姿勢，膝蓋在雙手內側；手掌貼地以穩定身體。

3. 當你呈現深蹲且雙手貼地時，快速將雙腿往後踢，伸展身體呈現伏地挺身的姿勢。

4. 就像是做伏地挺身一樣，胸口離地面約 2.5 公分，不要貼到地面。

5. 接著抬高胸口，雙腳往前踢，回到深蹲姿勢。

6. 利用腿部力量往上跳高，同時雙手也向上舉高，就是一次完整的波比跳。

❖ 踢臀

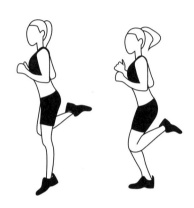

1. 雙腳與肩同寬，身體微微向前傾。

2. 移動時，一隻腳往前，另一隻腳往後踢向臀部，同時間和踢向臀部那隻腳反向的手擺盪舉起，像是打氣的動作。

3. 踢臀時，大腿保持固定，不要上下晃動，盡量動用膝蓋以下的部位並擺盪雙手。

4. 一開始踢不到臀部沒關係，盡量貼近臀部即可。當你上手之後，可以嘗試加快速度以及延長時間。

❖ 抬膝跑

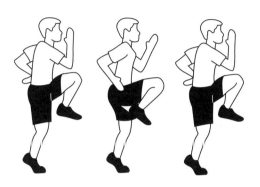

1. 雙腳站直打開，不要超過臀部。雙手伸直放在兩側並握拳，背部打直，直視前方。

2. 像跑步一樣雙腳輪流跳躍，跑的時候，膝蓋盡可能抬高。

3. 雙手彎曲 90 度並上下擺盪，跟雙腳跑步時一樣。

4. 持續跳躍和擺盪，重心集中在腳掌前側，个要放在腳後跟。如果你沒辦法做這個運動，你可以用步行的方式降低強度。動作姿勢相同，像在行軍一樣用力擺動雙臂，膝蓋盡量抬高。

❖ 溜冰

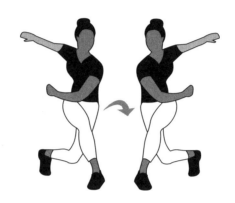

1. 雙腳打開比肩膀寬一點。往前看，背部稍微往前傾，膝蓋微彎。

2. 右腳往左後方伸出，交叉在左腳後方，左手往右邊伸出並碰地板。如果你沒辦法彎低碰地，也可以沿著腰部往右伸展。

3. 另一邊也重複做這樣的動作。伸回右腳回到預備姿勢，左腳往身體右後方伸出，右手往身體左邊伸出並碰地板（或者沿著腰部伸展）。

4. 重複這組動作直到達到目標次數。

❖ 弓箭步交互跳

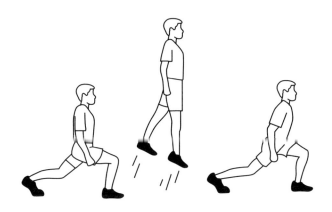

1. 呈現弓箭步姿勢，一隻腳彎曲 90 度，另一隻腳往後伸，膝蓋自然離地（約 15 公分）。注意腳尖著地，腳跟離地。雙手手肘彎曲 90 度，伸出腳那一側的手往前伸，另一隻手往後伸。

2. 身體微微前傾，核心肌群收好，身體重心往下沉，雙腳站穩，用力往上跳。完全伸展膝蓋和臀部，你看起來就像在跳水板上跳躍。

3. 身體著地之前，像剪刀一樣快速交換腳和手的前後位置。當你著地時，原本前腳和手應該在後側位置，另一隻手和腳會在前側。

4. 保持平衡，避免受傷，著地時穩住身體。前膝要在腳尖的上方，且不超過腳尖；用雙腳膝蓋和臀部微彎以儲備爆發力；膝蓋保持彈性不鎖死。

❖ 雙腳過線跳躍

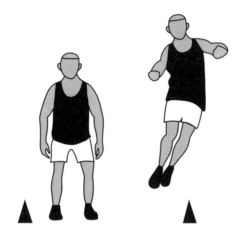

1. 地上擺一條線或可跳躍過的小型物體，例如書或繩子，雙腳站在同側。雙手放在身體兩側，手肘彎曲 90 度，像是準備跑步的姿勢。

2. 雙腳微蹲，迅速跳起來，雙腳同時往上並橫向越過地上的物體，著地在另一側，腳尖著地。這個運動目的並不在於跳得高，而是越過地板的線或物體。

3. 著地時不要停下來休息，立刻再次跳過物體，回到另一側原來的位置。

4. 重複這個循環，兩側不間斷來回跳。

※ 修正版：如果體力無法負擔也無法跳躍，不用擔心。你不必跳躍過線或物體，可以一隻腳越過線，另一隻腳迅速移到同側，雙手用力擺盪，接著再把腳越過線的另一側，重複做這組動作。盡己所能做得越快越好，讓心跳加速。

❖ 弓箭步深蹲

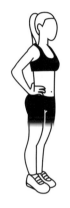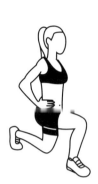

1. 上身打直，肩膀往後並放鬆。下巴微微抬高，頭部保持水平，雙手插腰。

2. 核心收緊，踏出一隻腳之後，臀部往下直到雙腳膝蓋呈現 90 度──前腳往前彎曲 90 度，後腳彎曲貼近地面。膝蓋在腳踝正上方，不要推得太遠；另一膝蓋不要碰到地面，距離地面約 2.5 公分至 5 公分。

3. 做完一次弓箭步深蹲後，重心擺在腳跟，把身體推回到最初預備姿勢。

4. 重複這個循環，雙腳輪流。

5. 若想嘗試進階挑戰，可以維持一樣的動作，但不把身體推回預備姿勢，而是繼續向前跨步做下一輪的弓箭步深蹲。進階版動作可以快速提高心跳，增加肌力。

※ 修正版：若無法完成動作，可以找一面牆輔助。面對牆壁，雙手貼牆，保持身體平穩，並做出弓箭步深蹲。

❖ 登山跑

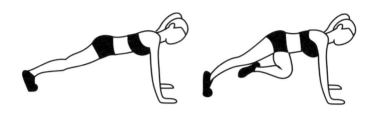

1. 雙手撐地，肩膀在手腕正上方，背部打直，身體向下成一直線，雙腳併攏，呈現棒式平板姿勢。你也可以用前手臂撐地，而不用手掌。
2. 維持上身穩定，呈現預備姿勢，接著向前彎曲一隻腳，擺在雙手之間，另一隻腳往後延伸。確保身體呈一直線，屁股不要翹高，骨盆不要傾斜。
3. 接著換另一隻腳再重複動作，過程中不斷交換雙腳進行。

❖ 深蹲跳

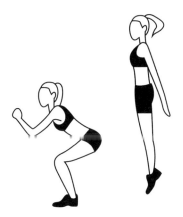

1. 身體站直，雙腳打開與肩同寬，雙手放在身體兩側。
2. 往下深蹲，背部成 45 度角傾斜。雙手彎曲 90 度，與胸口同高，雙手握拳或維持手爪狀，維持 3 秒鐘。
3. 深呼吸，手臂用力往後擺盪，像幫浦機器一樣，接著往空中一跳，此時雙手向上伸直來幫助身體向上推。
4. 著地時回到深蹲預備姿勢，接著不斷重複這個動作。

注釋

1 喬安娜・阿拉烏霍（Joana Araújo），建文・蔡（音譯，Jianwen Cai），瓊恩・史蒂芬（June Stevens），〈美國成年人最佳代謝健康盛行率：國家健康和營養調查 2009 至 2016〉（Prevalence of Optimal Metabolic Health in American Adults: National Health and Nutrition Examination Survey 2009–2016），《代謝綜合症及相關疾病》（*Metabolic Syndrome and Related Disorder*）17，no.1(2019)：46-52, doi:10.1089/met.2018.0105

2 吉娜・巴塔莉雅（Gina M. Battaglia），東海・鄭（音譯，Donghai Zheng），羅伯特・希克尼（Robert C. Hickner），喬瑟・哈莫（Joseph A. Houmard），〈運動訓練對高脂飲食肥胖個體代謝靈活的影響〉（Effect of Exercise Training on Metabolic Flexibility in Response to a High-Fat Diet in Obese Individuals），《美國生理學期刊：內分泌學和新陳代謝學》（*American Journal of Physiology: Endocrinology and Metabolism*）303, no. 12 (2012): E1440–45, doi:10.1152/ajpendo.00355.2012；柯瑞・萊德（Corey A. Rynders），史黛芬・布朗克（Stephane Blanc），內森・狄戎（Nathan DeJong），丹尼爾・巴賽森（Daniel H. Bessesen），奧黛麗・博谷南（Audrey Bergouignan），〈久坐行為是代謝不靈活的關鍵因素〉（Sedentary Behaviour Is a Key Determinant of Metabolic Inflexibility），《生理學期刊》（*Journal of Physiology*）596, no. 8 (2018): 1319–30, doi:10.1113/JP273282

3 巴塔莉雅等作者，〈運動訓練對高脂飲食肥胖個體代謝靈活的影響〉（Effect of Exercise Training on Metabolic Flexibility in Response to a High-Fat Diet in Obese Individuals）。

4 克里斯多夫・柯辛斯基（Christophe Kosinski），法蘭西斯・喬納凡茲（François R. Jornayvaz），〈生酮飲食對心血管風險影響：以動物和人類為研究〉（Effects of Ketogenic Diets on Cardiovascular Risk Factors: Evidence from Animal and Human Studies），《營養學》（*Nutrients*）9, no. 5 (May 19, 2017): 517, doi:10.3390/nu9050517

5 哈佛公共衛生學院，〈營養來源：蛋白質〉（The Nutrition Source: Protein），https://www.hsph.harvard.edu/nutritionsource/what-should-you-eat/protein/#protein-research

6 茱莉・弗洛德（Julie E. Flood），芭芭拉・羅斯（Barbara J. Rolls），〈餐前多種形式的湯品可減少正餐攝取〉（Soup Preloads in a Variety of Forms Reduce Meal Energy Intake），《飲食胃口》（*Appetite*）49, no. 3 (2007): 626–34, doi:10.1016/j.appet.2007.04.002

附錄　食譜單位換算表

液體換算對照表（近似值）

標準	美國標準（盎司）	公制
2 湯匙	1 盎司	30 毫升
1/4 杯	2 盎司	60 毫升
1/2 杯	4 盎司	120 毫升
1 杯	8 盎司	240 毫升
1 又 1/2 杯	12 盎司	355 毫升
2 杯	16 盎司	475 毫升

容量換算對照表（近似值）

標準	公制
1/8 茶匙	0.5 毫升
1/4 茶匙	1 毫升
1/2 茶匙	2 毫升
3/4 茶匙	4 毫升
1 茶匙	5 毫升
1 湯匙	15 毫升
1/4 杯	59 毫升
1/3 杯	79 毫升
1/2 杯	118 毫升
2/3 杯	156 毫升
3/4 杯	177 毫升
1 杯	240 毫升
2 杯	475 毫升
3 杯	700 毫升

重量換算表（近似值）

標準	公制
1/2 盎司	14 克
1 盎司	28 克
2 盎司	55 克
3 盎司	85 克
4 盎司	113 克
5 盎司	140 克
6 盎司	170 克
7 盎司	198 克
8 盎司	225 克

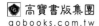
高寶書版集團
gobooks.com.tw

HD 153
6週彈性斷食燃脂計畫
哈佛醫學飲食專家教你改善代謝問題，讓身體優先燃燒脂肪，達成最佳狀態
The Met Flex Diet : Burn Better Fuel, Burn More Fat

作　　者　伊恩‧K‧史密斯醫學博士（Ian K. Smith, M.D.）
譯　　者　李函容
主　　編　林子鈺
責任編輯　高如玫
封面設計　林政嘉
內頁排版　賴姵均
企　　劃　陳玟璇
版　　權　劉昱昕

發 行 人　朱凱蕾
出　　版　英屬維京群島商高寶國際有限公司台灣分公司
　　　　　Global Group Holdings, Ltd.
地　　址　台北市內湖區洲子街88號3樓
網　　址　gobooks.com.tw
電　　話　（02）27992788
電　　郵　readers@gobooks.com.tw（讀者服務部）
　　　　　pr@gobooks.com.tw（公關諮詢部）
傳　　真　出版部（02）27990909　行銷部（02）27993088
郵政劃撥　19394552
戶　　名　英屬維京群島商高寶國際有限公司台灣分公司
發　　行　英屬維京群島商高寶國際有限公司台灣分公司
法律顧問　永然聯合法律事務所
初版日期　2024年09月

國家圖書館出版品預行編目（CIP）資料

6週彈性斷食燃脂計畫：哈佛醫學飲食專家教你改善代謝問
題,讓身體優先燃燒脂肪,達成最佳狀態/伊恩.史密斯（Ian K.
Smith）著；李函容譯. – 初版. – 臺北市：英屬維京群島商高
寶國際有限公司台灣分公司, 2024.09
　　面；　公分. --（HD 153）

譯自：The met flex diet : burn better fuel, burn more fat

ISBN 978-626-402-097-8（平裝）

1.CST: 健康飲食　2.CST: 營養　3.CST: 減重

411.3　　　　　　　　　　　　　　　　113014035